圖解版 愛上精神醫學

修訂版

越野好文、志野靖史 著／繪

蔡婷朱 譯

晨星出版

前言

　　本書將藉由精神科醫師——Dr.Navi及人工頭腦——腦太郎的組合，帶領各位讀者一探總帶著神祕色彩的精神醫學世界。

　　心理疾病的關鍵不在心臟，而存在於腦部。然而，腦是如何讓心理或精神運作，其實在過去是個謎團。近年來，隨著腦科學的研究發展明顯進步，我們開始逐漸掌握腦與心理的關係。特別是在腦部影像、基因、神經化學或與認知功能相關的神經科學等研究支持下，人們終於察覺到，心理疾病背後原來是因腦部運作出現某種混亂所致。藉由不斷探索，讓心理疾病在診斷及治療上持續進步。

　　社會對於新型態心理疾病的關注也不斷提高。舉例來說，媒體紛紛著墨於新型憂鬱症，一般大眾也開始關心起過去未曾了解的雙相情緒障礙症患者及家屬們究竟是怎麼克服困難。此外，更發現被認為只會出現在孩童身上的亞斯伯格症或注意力不足／過動症（AD／HD）患者即便長大成人也會留下症狀，對日常生活帶來困擾。在治療方面，市場上陸續開發出治療思覺失調症、憂鬱症、雙相情緒障礙症及失智症等新藥物。另也透過科學的手法，確認認知行為治療或人際心理治療等方法有療效。本書同時根據相關發展，進行內容之修訂。

　　在目前的精神醫學領域中，被全球廣泛用來診斷、區分心理疾病的基準有兩種。一為美國精神醫學會的『精神疾病診斷與統計手冊（DSM）』，另一則為世界衛生組織（WHO）的『ICD-10精神與行為障礙』，兩者皆會以數年不等的頻率持續進行修訂。『精神疾病診斷與統計手冊』於1994年推出第4版（DSM-Ⅳ）後，2000年時，雖進行部分內容調整，發表了DSM-Ⅳ-TR版本，但其後的修訂便出現停滯。與第4版相隔19年，久違的第5版（DSM-5）終於在2013年5月問世，其中更針對部分精神障礙症的分類及診斷基準進行變更。本書也將根據修訂後的

DSM-5之內容進行解說，但由於DSM-5發表至今時間仍相當短暫，因此筆者在書中會同時併用DSM-Ⅳ-TR版本，相互搭配說明。

Dr.Navi與「腦太郎」會帶領讀者了解基本的精神醫學及時下最熱門的話題，希望不懂精神醫學到底在講什麼的人、對精神科感到恐懼因此敬而遠之的人、對精神醫學懷有偏見的人、以及認為與自己沒有相關的人都能在閱讀本書後，愛上「精神醫學」。

2014年1月

作者

越野好文

志野靖史

愛上精神醫學
contents

目次

chapter **3** 心理治療（精神治療） 95

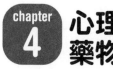

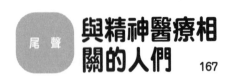

尾聲　與精神醫療相關的人們　167

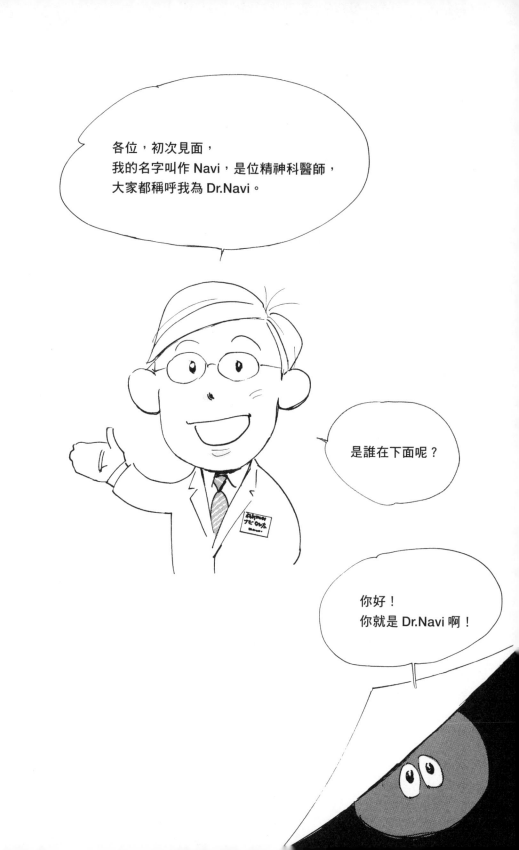

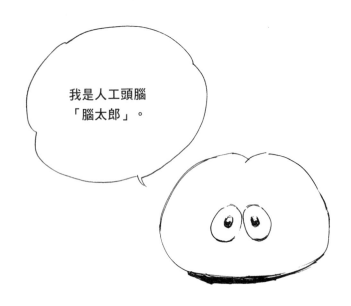

我是人工頭腦
「腦太郎」。

Dr.Navi：「哇！菠蘿麵包竟然會説話！」

麵包？　：「醫師你真失禮！我可不是菠蘿麵包，我是目前正在開發階段的人工頭腦『腦太郎』！」

Dr.Navi：「嗯？人工頭腦？」

腦太郎　：「我未來將可能與人形機器人結合，因此形狀也設計的跟人腦一樣。」

Dr.Navi：「的確不像菠蘿麵包。仔細比較的話，你既沒有菠蘿麵包上頭的砂糖，也沒有甜甜的香味」

腦太郎　：「我為了要成為能夠不輸給人類的優秀頭腦，因此想學習與人腦及心理相關的所有事物。接下來就請你帶領我進入精神醫學的世界吧！」

就這樣，我 Dr.Navi 接下了從醫以來最奇怪的工作，
那就是教導人工頭腦了解人腦及心理疾病的種種。
但事出突然，要從哪裡説起好呢……？不然這樣吧！讓
我們先來看看實際的問診情況。

多多指教囉！

某日的精神科門診

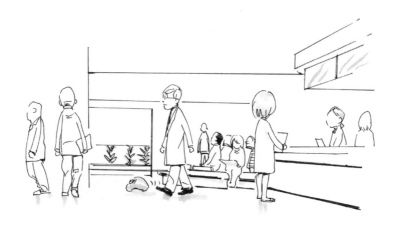

腦太郎　：「首先是參觀對吧。這間醫院可真是人來人往呢！」

Dr.Navi：「這裡是大學醫學院附設的綜合醫院，不僅求診人數多，就連醫療從業人員的規模也相當可觀。」

腦太郎　：「的確是間大醫院！又是電梯、又是手扶梯的，走道彎來彎去，看來我們來到了很裡面呢！」

Dr.Navi：「這裡就是精神科。你看，那兒就是診間，讓我們瞧瞧裡面的樣子吧。」

腦太郎　：「哪裡哪裡？ 呃……不過就是間只有桌椅及床鋪的房間嘛……」

Dr.Navi：「診間的配置其實和內科相同，這間醫院的精神科一共有６間診間。」

腦太郎　：「患有心理疾病的人看來真不少。」

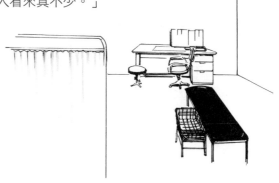

●問診情況

腦太郎　：「你看！有患者被唱名了！」

Dr.Navi：「負責上午門診的是古井醫師，讓我們稍微看看古井醫師的問診
　　　　　情況吧。」

　　今天的患者——A子為25歲女性，缺乏情緒起伏，一點也感覺不出年輕氣息。A子的頭老是低低朝下，使得醫師無法和她四目相接。

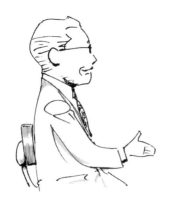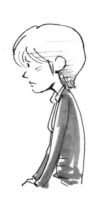

古井：「妳好，我是古井醫師。今天是哪裡不舒服呢？」

A子：「我最近……老覺得非常容易疲累。……是懷疑……會不會是……工
　　　作太忙的關係。」

腦太郎：「感覺患者的表達不是很順暢。」

古井：「用餐時會覺得東西好吃嗎？」

A子：「最近……吃飯時都沒有好吃的感覺。以前……不曾這樣過……」

古井：「睡眠狀況如何呢？」

腦太郎：「這個對話聽起來怎麼感覺完全沒問到重點啊？」

Dr.Navi：「在診斷心理疾病時，食慾及睡眠狀況是非常重要的判斷項目。即便是
　　　　　言不及義的對話，醫師仍會抓緊機會，觀察病患的整體表現，這可是相
　　　　　當關鍵的環節。」

●何為診斷基準？

　　心理疾病無法用像是血壓或血糖值這類量化的數字作判斷，因此必須仰賴每位醫師透過經驗所累積的觀察力。

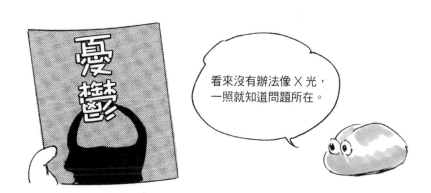

　　然而，精神科醫師可不能只用「直覺」來進行診斷。目前在臨床精神醫學上，有名為 DSM（Diagnostic and Statistical Manual of Mental Disorders；精神疾病診斷與統計手冊）的客觀診斷基準，醫師會搭配 DSM 進行基本診斷。DSM 是美國精神醫學會（American Psychiatric Association, APA）以科學研究取得的數據為基礎製作而成，因此準確性相當高。DMS−Ⅳ版於 1994 年提出，2013 年 5 月則推出了第 5 版（p.26）。

　　古井醫師從 A 子身上發現缺乏活力、食慾不振、失眠等症狀，因此判定 A 子存在抑鬱傾向，並朝著該方向深入診察。

Dr.Navi 醫師小補充　　何謂「抑鬱」

　　抑鬱到底是什麼意思？若解讀為「壓抑憂鬱」，那又怎會憂鬱？所以不對，請將「抑鬱」及「憂鬱」劃上等號。「抑鬱」意指「因為憂鬱，而處在壓抑狀態」。在精神醫學領域，有很多難以從字面解讀涵意的表現用語。本案例中，古井醫師在 A 子身上感受到憂鬱傾向。

●問診時所使用的表格

古井醫師從抽屜拿出了像問卷一樣的表格，並請 A 子填寫。這是張症狀評估表，能夠更精準掌握患者的症狀及傾向。此表格格式從非常詳細到相對簡易，一共有多種類型（編按：前述提到的評估表，在日本稱為「CMI 健康調查表」，中文名稱為「康奈爾健康指數量表」，因在台灣使用不普及，請讀者上網搜尋「台灣人憂鬱症量表」作為參考）。

●形成憂鬱狀態的原因

憂鬱狀態係指憂鬱感、氣力或體力衰退、無法感受到樂趣等，同時出現與憂鬱症相同症狀之狀態。除了憂鬱症外，還有許多原因會形成憂鬱狀態：

① 甲狀腺荷爾蒙不足或糖尿病等身體疾病

② 阿茲海默症或腦血管障礙等腦部疾病

③ 干擾素或降血壓等藥物之副作用

④ 心理壓力所造成的適應障礙症……等諸多因素。

當診斷憂鬱症時，需確認有無罹患上述疾病。

● A 子會不會怎樣呢？

經過古井醫師診斷，A 子患有輕微的憂鬱症。A 子的憂鬱症主要為失眠、食慾不振等生理現象，精神上所顯現的症狀相對輕微，能夠獨自就診，雖然說話表達較為緩慢，但應答皆很順暢。

對此，醫師建議 A 子充分休養，同時開立睡眠導入劑*的抗憂鬱藥物。A 子預約了 1 週後的回診時間，便離開返家。

> ＊睡眠導入劑：能夠緩和緊張情緒，誘導入睡。睡眠導入劑在安眠藥中，屬藥效較短，約為 3 ～ 4 小時的藥物。與過去的安眠藥相比，現在的藥物相對安全。

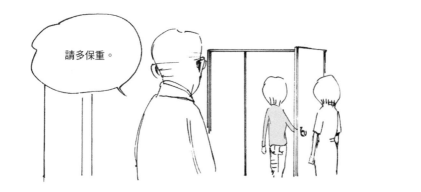

請多保重。

Dr.Navi ：「看診時間約為 1 小時，是相當標準的長度。A 子雖然有抑鬱症狀，但是看起來並無**想自殺**的念頭。」

腦太郎 ：「話說回來，精神科開的是什麼類型的藥物？是大口服下，就可以立刻感覺**歐耶！心情好愉快啊！**這樣的藥物嗎？」

Dr.Navi ：「當然沒有如此神效，是會慢慢帶出效果的藥物。」

腦太郎 ：「這樣的話，不就沒辦法在短短數小時內就痊癒？聽説止痛藥這類藥物只要服用後，大約 20 ～ 30 分鐘就會出現效果。」

Dr.Navi ：「精神疾病藥物和止痛藥的作用機制有些許不同。藥物作用的部分，容我稍後進行解說。總之，在 A 子身上要看到抗憂鬱症藥物發揮功效，可能需要 1 ～ 2 個月的時間。」

腦太郎 ：「A 子，請好好保重。」

Dr.Navi ：「好啦！我看你也大概了解現場的氣氛，接著要進入主題囉！我為了像今天這樣的場合所製作的研修用 DVD 終於派上用場了！」

腦部運作與心理

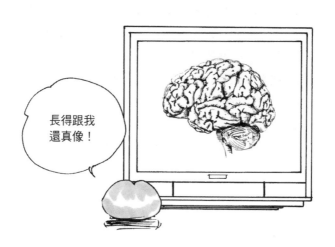

長得跟我
還真像！

第 1 章除了會說明精神所在之處——腦部的構造及運作方式外，還會針對對人類心理產生相當作用的「神經傳導物質」予以解說。

Dr.Navi：「那我們就來播放 DVD 吧！這……哪一個是播放鍵？」

腦太郎 ：「這邊！我對這類型東西可拿手了！好啦……那要先從什麼講起呢？」

Dr.Navi：「首先來看看腦部運作。」

腦太郎 ：「所以現在是要對人工頭腦上關於腦部的課程啊？」

Dr.Navi：「在討論心理疾病前，正確了解腦部運作是相當重要的。」

腦太郎 ：「心理疾病和腦有相關聯？」

Dr.Navi：「沒錯。腦會進行相當複雜的活動，將這些活動集結成『意識』，也就會產生『心理』。換言之，腦就是『心理』的所在之處，也代表著人類的存在！然而，人們真正意識到腦才是『心理』所在，是在 18 世紀左右。在這之前，許多學者們都以為比起腦，心臟才是心理的所在之處，也因此出現了以『Heart』來代表『心理』的敘述用詞。」

腦太郎 ：「心臟是心理的所在？這也太天差地遠了吧！心臟不過是血液幫浦罷了！但是，學者們為何沒有對『腦』深入研究呢？」

Dr.Navi：「簡單來説，是因腦的構造及運作太複雜所致。人們掌握到腦各個部位的運作已是 18 ～ 19 世紀，知道神經細胞構造是 20 世紀，真正了解神經傳導物質的作用更已是 20 世紀後半的事了。」

腦太郎 ：「突然出現好多困難的單字！我沒辦法吸收……」

Dr.Navi：「真是抱歉！那讓我們慢慢地來了解吧！首先從腦的構造開始。播放 DVD ！」

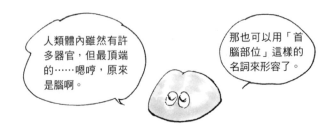

人類體內雖然有許多器官，但最頂端的……嗯哼，原來是腦啊。

那也可以用「首腦部位」這樣的名詞來形容了。

1.1　腦的構造

(1) 被包覆守護著的腦

「腦」，這個有著人體塔台之稱的臟器受到層層保護。頭髮、頭皮都是腦的守護者，而堅硬的頭蓋骨當然就更不用說了。

穿越頭蓋骨後，腦還被兩層膜（硬膜、蜘蛛膜）、液體層（腦髓液），甚至再一層膜（軟膜）所包覆。

藉由這五層軟硬不一的防護，加上頭蓋骨外側的頭皮及頭髮，讓腦避免遭受各種衝擊，可說是相當完備。由於腦是浮在頭蓋骨中的腦髓液中，因此即便受到衝擊，腦髓液也能將其吸收，降低腦本身受到影響的可能性（圖 1.1）。

不僅如此，腦血管中還有一個名為血腦障壁的關卡，能夠避免有害物質或非必要物質進入腦內*。

> *稍後登場（p.36、123 等頁）用來治療心理疾病的藥物必須是能夠通過
> 　這個血腦障壁的物質。

腦太郎 　：「哇！腦真的浸在液體裡面耶！」
Dr.Navi：「是啊。可以把它想成雞蛋的蛋黃，非常不可思議吧！」

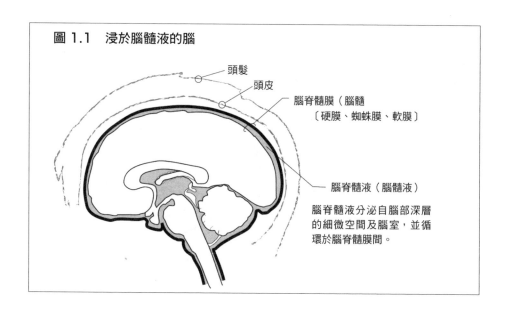

圖 1.1　浸於腦髓液的腦

頭髮
頭皮
腦脊髓膜（腦髓
〔硬膜、蜘蛛膜、軟膜〕

腦脊髓液（腦髓液）

腦脊髓液分泌自腦部深層的細微空間及腦室，並循環於腦脊髓膜間。

(2) 腦的三大部門

人腦重量約為 1.4 公斤，是呈現淡褐色的柔軟塊體。在解剖學上，這個塊體可大致區分為大腦、小腦與腦幹三個部分。

腦在長遠的演化過程中，從單一神經集合愈趨發達。除了控制呼吸及體溫的腦幹發達外，能夠使人敏捷行動的小腦也隨之發達，接著位於外側，掌管精神活動的大腦也開始發達，因此愈深入腦內部的話，演化的年代愈久遠（圖 1.2）。

●大腦

首先，讓我們從占去大部分體積的大腦說起。大腦可分為表層部分的大腦皮質，以及與腦幹相交界的大腦邊緣系統。

【大腦皮質】 大腦皮質是厚約 3 公釐的薄層，在人類身上特別發達。大腦皮質也是讓人類表現出高度精神活動的關鍵。隨著演化過程中的精神活動愈趨發達，大腦皮質的表面積也逐漸擴大，大到像報紙一樣的面積，只能折疊存在於腦內，這也就是為什麼人腦外觀呈現許多複雜的溝痕。

【大腦邊緣系統】 大腦邊緣系統（圖 1.3）的存在是為了將間腦區隔出來。在大腦中，更是與心理疾病有著緊密關聯。大腦邊緣系統中有著被稱為杏仁核及海馬迴的部位。

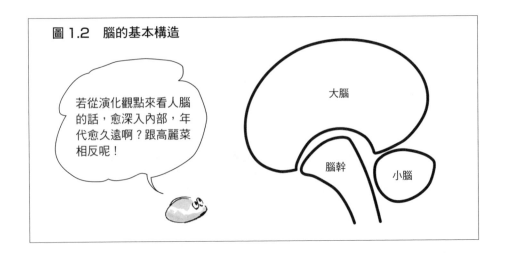

圖 1.2 腦的基本構造

若從演化觀點來看人腦的話，愈深入內部，年代愈久遠啊？跟高麗菜相反呢！

大腦

腦幹

小腦

●**腦幹與小腦**

　　腦幹與小腦被覆蓋於大腦之下，與大腦相比，雖然體積看起來較小（圖 1.4），但卻是能夠維持生命及生物基本功能的重要器官。

　　腦幹主宰呼吸及體溫等功能，位於腦部中央的小腦則具備控制身體運動的功能。

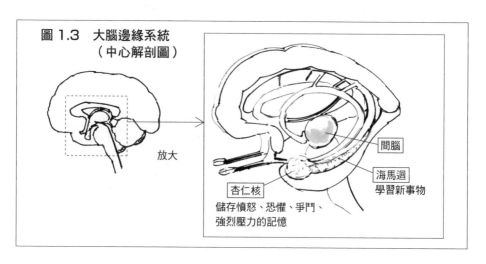

圖 1.3　大腦邊緣系統
（中心解剖圖）

放大

間腦

海馬迴
學習新事物

杏仁核
儲存憤怒、恐懼、爭鬥、
強烈壓力的記憶

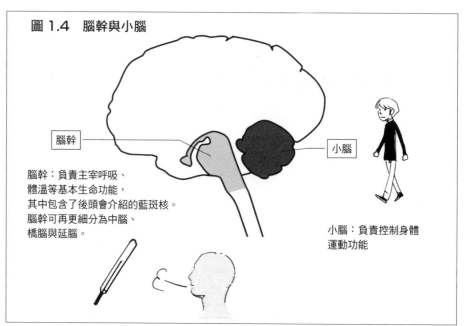

圖 1.4　腦幹與小腦

腦幹

腦幹：負責主宰呼吸、
體溫等基本生命功能，
其中包含了後頭會介紹的藍斑核。
腦幹可再更細分為中腦、
橋腦與延腦。

小腦

小腦：負責控制身體
運動功能

column　**各種動物的小腦、腦幹、大腦比例**

　　不同動物在腦內各個部位的大小比例也會有所差異。換言之，愈高等的動物，大腦占比也會較多（灰色部分為大腦）。

魚

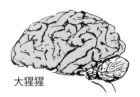
大猩猩

鳥

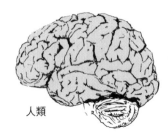
人類

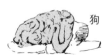
狗

Dr.Navi：「這張圖不是比較腦部的整體大小，而是比較大腦占比。」

腦太郎　：「和其他動物相比，人類大腦所占的面積真的特別多呢！感覺整個腦都被大腦所覆蓋。」

1.2 腦為神經細胞的集合體

腦太郎　：「我已經學會基本的人類腦部構造了。接下來呢？」

Dr.Navi：「接下來讓我們思考看看腦是怎麼運作的。首先，你知道腦是由什麼組合而成的嗎？問人工頭腦這個問題是否會很奇怪？」

腦太郎　：「我敢肯定不是八丁味噌，這應該有答對吧？」

Dr.Navi：「………」

腦太郎　：「好啦！我認真回答。不過……這問題說真的還蠻難的耶。腦雖然看起來軟嫩軟嫩的，又不太像是由脂肪或膠原蛋白所組成。」

Dr.Navi：「若以成分來說，腦是由蛋白質及水分等物質組成，不過我所問的是腦的構成要素。沒關係，接著就讓我們從 DVD 中找答案吧！」

(1) 腦是由密集的神經細胞所組成

　　腦可說是神經細胞（圖1.6，神經元）的集合體。腦是由眾多神經細胞及支持這些神經細胞的組織所構成，同時也是形成「心理」的關鍵。

　　當然，神經細胞不只存在於腦內，在人體內可是有著像神經細胞網絡的神經系統（參照p.21 column）。然而，腦內的神經細胞密度之高，是其他部位完全無法相比的。在腦內存在高達500億～1000億個以上的神經細胞。此外，腦內的神經細胞不僅數量多，與其他部位的神經細胞相比，更擁有複雜的功能，在知道了這層關係後，才能更進一步了解腦的高階資訊處理功能。

　　腦內的神經細胞除了大小不一，還有圓形、細長條形、三角形等多種形狀。

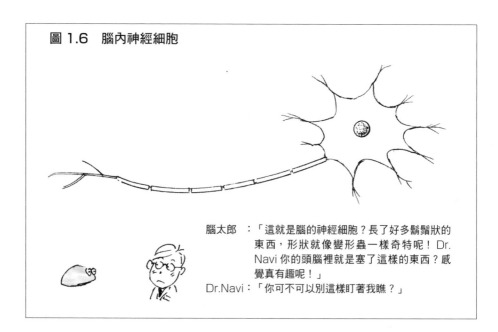

圖1.6　腦內神經細胞

腦太郎　：「這就是腦的神經細胞？長了好多鬍鬚狀的東西，形狀就像變形蟲一樣奇特呢！Dr. Navi你的頭腦裡就是塞了這樣的東西？感覺真有趣呢！」

Dr.Navi：「你可不可以別這樣盯著我瞧？」

(2) 中樞神經與末梢神經

　　神經系統可分為末梢神經系統及中樞神經系統＊兩個部分，腦隸屬於中樞神經系統。末梢神經會截取眼、鼻、口、耳、皮膚等感覺器官所接收到，來自外界或生物體內的訊息，並傳達至中樞神經。中樞神經會根據末梢神經所蒐集的訊息做判斷，並產生指令下達給末梢神經。換言之，中樞神經可說是身體的塔台。

　　＊中樞神經包含腦與脊髓，脊髓是反射等反應的中樞系統。

腦太郎　：「集結神經細胞就會形成心理？我還是不太能理解。」

Dr.Navi：「其實，這個部分仍是未知的範疇。不過可以肯定的是，集結神經細胞後所形成的複雜迴路是相當重要的關鍵。」

1.3　神經細胞的功能

(1) 由樹突帶進刺激

　　讓我們來看看腦內神經細胞的詳細示意圖（圖 1.7）。

　　從細胞體凸出的部分稱為樹突。延伸自細胞體的部分稱為軸突。

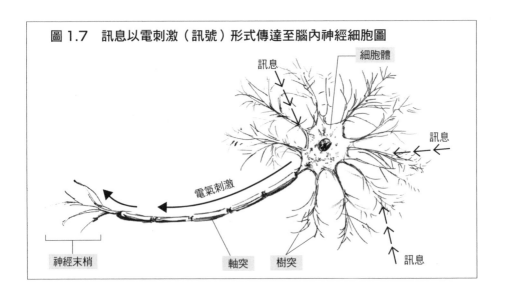

圖 1.7　訊息以電刺激（訊號）形式傳達至腦內神經細胞圖

訊息　細胞體　訊息　電氣刺激　訊息　神經末梢　軸突　樹突

　　將訊息傳達至神經細胞的細胞體時，細胞體會開始興奮，這個興奮狀態會轉化為電刺激傳達至軸突，並延伸至軸突末端（神經末梢）。軸突就是扮演著將電刺激傳達至神經末梢的導線功能。

　　然而，這邊所提到的電刺激可不是指來自插座的電流，請將其理解為細胞內外電位差所產生，相當微弱的電力衝擊波（信號波）。

腦太郎　：「哇！現在的鬍鬚比剛才更多了呢！而且還是分岔的鬍鬚。」

Dr.Navi：「很真實吧！」

腦太郎　：「軸突的確很像導線。不過話說回來，這些鬍鬚扮演著怎樣的角色？」

Dr.Navi：「你口中的鬍鬚，也就是這些樹突，可說是訊息（信號）的接收室呢！」

(2) 電刺激持續直到產生「思考」

●複雜的迴路

　　樹突會像是纏繞在其他神經細胞尾端般互相靠近，並擷取神經細胞所持有的信號（接收訊息）（圖 1.8）。一個神經細胞會長出 1 萬～ 10 萬個不等的樹突，光人類的頭髮就有 10 萬根，可說是相當不得了的數字。正因為神經細胞擁有大量的訊息接收室，因此集結著眾多神經細胞的腦便形成了極為複雜的迴路。

●有些信號會中途消失

　　然而，從樹突要傳達至細胞體的信號可不是全部都能順利透過軸突送達，當集結了某種程度的信號要傳至細胞體時，信號會開始增幅，並開始流向軸突。但若信號強度未達一定程度，就無法讓細胞體產生反應，信號即會消失，無法流至軸突。如此一來，信號便無法傳達至下一個神經細胞。

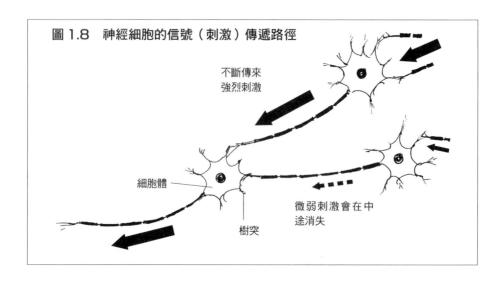

圖 1.8　神經細胞的信號（刺激）傳遞路徑

不斷傳來
強烈刺激

細胞體

微弱刺激會在中
途消失

樹突

　　像這樣的信號（刺激）傳輸及篩選的連鎖反應會不停發生，最終會形成我們的「思考」或「情感」。

腦太郎　：「數量有如天文數字般龐大，可見是相當複雜的作業。」

1.4　神經細胞與神經細胞間的連結

(1) 突觸

　　透過光學顯微鏡，可以觀察到神經細胞間似乎相互連結。但以電子顯微鏡觀察的話，會發現神經細胞彼此的樹突及軸突間存在著微小的縫隙。這些僅有 20 ～ 30 奈米（nm：1 奈米 =10^{-9}m）的縫隙在 1950 年代電子顯微鏡問世後才被發現（參照 p.159 圖 6.1）。

　　這些縫隙是存在於神經與神經連結處（突觸，Synapse）的空間，因此被稱為突觸間隙（圖 1.9）。「Synapse」在希臘文中有「接點」的意思。

　　正如截至目前為止說明的一樣，傳至神經細胞的信號是帶電的，但這些電流卻無法穿越突觸間隙。

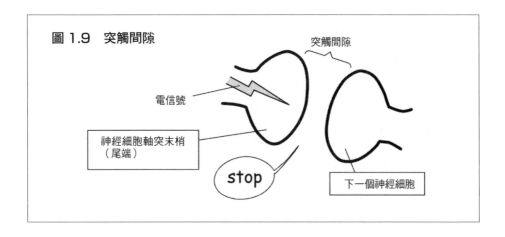

圖 1.9 突觸間隙

突觸間隙

電信號

神經細胞軸突末梢
（尾端）

stop

下一個神經細胞

腦太郎　：「若無法穿越的話，會發生什麼事呢？訊息就無法傳遞至下一個
　　　　　神經細胞嗎？」

Dr.Navi：「説到這裡可有趣了，這信號可是會變身呢！」

腦太郎　：「你說的變身？是指機器人變身的『變～身！』嗎？」

(2) 突觸的化學傳遞
●神經傳導物質的接收與發射

　　電信號究竟會變身成怎樣的東西呢？神經細胞末端有名為突觸小泡
的袋狀物，裡頭充滿不同的「神經傳導物質」（化學物質）。電信號來
到神經細胞尾端後，會刺激突觸小泡，讓小泡內的神經傳導物質釋放至
突觸間隙。

　　連結的神經細胞樹突表面有著被稱為受體（Receptor）的神經傳導
物質接收器，當受體接收了神經傳導物質後，會發出電信號，將這些信
號（訊息）傳送至細胞體（圖 1.10）。

腦太郎　：「什麼？是跑接力賽時的接棒動作嗎？感覺好難理解啊……」

Dr.Navi：「不是這樣的，請仔細看圖吧。」

圖 1.10　突觸間的傳遞

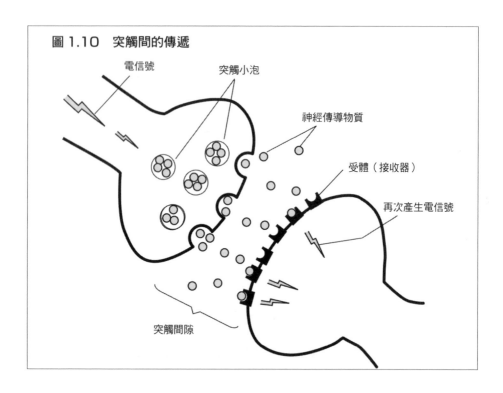

Dr.Navi：「電信號會變身成神經傳導物質，將訊息傳給下一個細胞的意思。」

腦太郎　：「這麼説來，就像是當要穿越海峽時，就從名為電信號的電車改搭乘名為神經傳導物質的船隻囉？」

一般的神經細胞形體

　　腦部以外的神經細胞一般來說都比較長。以從腰部延伸至腦部的脊髓神經為例，該神經的長度便有 1 公尺長。這些神經就好比導線，能將信號（電刺激）原封不動地進行傳遞，並不具備其他功能，這點和腦內的神經細胞便差異甚遠。

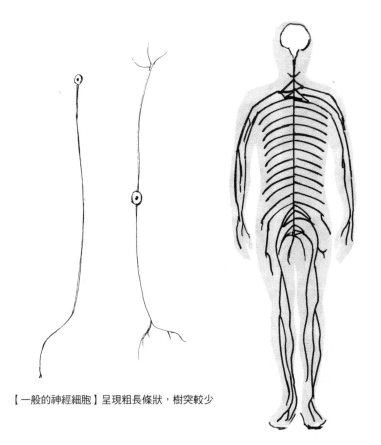

【一般的神經細胞】呈現粗長條狀，樹突較少

【人體體內的神經系統（示意圖）】

腦太郎　：「嗯？這些神經細胞的形狀跟剛才看到的腦內神經細胞差好多啊！不只沒有鬍鬚，還特別長呢！」

Dr.Navi：「這些神經細胞只負責傳達訊息，因此不具備其他的功能，就好像是輸送電力的電線一樣。」

1.5　神經傳導物質與心理間的關係

(1) 各類型的神經傳導物質

在神經細胞間的資訊傳輸接受上，所謂的神經傳導物質占有無比重要的地位。

神經傳導物質包含許多種類*，有的負責刺激連結的神經細胞活動、有的則相反地予以抑制，類型相當多元。這些神經傳導物質的運作不僅影響腦內神經細胞，更影響人們的心理。

> ＊推測神經傳導物質有數百種以上的種類，雖然還有尚未發現的神經傳導物質，但目前已掌握到約 60 種神經傳導物質的功能。較單純的動物只有少數幾種傳導物質，而人類擁有多種神經傳導物質，即代表人類屬於高等生物。

(2) 心理疾病的基本原則

在腦中，神經傳導物質會因某些因素出現數量變化、喪失功能等情況，導致無法正常運作。如此一來，腦內神經細胞也會受到影響，使得內心失去活性，出現憂鬱症狀、感到極度焦慮或興奮。

換言之，當神經傳導物質正常運作時，人的精神也就會處於正常狀態。

> **「當神經傳導物質正常運作時，人的精神也就會處於正常狀態。」**

腦太郎　：「哇！嚇死我了！」

Dr.Navi：「因為是非常重要的觀念，所以特別加大字體。這可是與心理疾病相關的基本概念呢！」

腦太郎　：「好，那我會牢牢記住。換句話說，『當神經傳導物質運作出現異常時，精神狀態也就會出現異常』囉？」

(3) 與心理疾病有高度相關的神經傳導物質

在眾多神經傳導物質中，與心理疾病有密切相關的是血清素、正腎上腺素以及多巴胺三種物質（圖 1.11）。

圖 1.11　與心理疾病高度相關的神經傳導物質

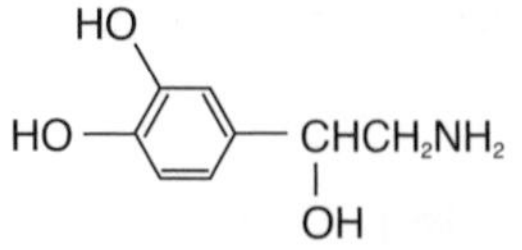

【正腎上腺素 ($C_8H_{11}NO_3$)】

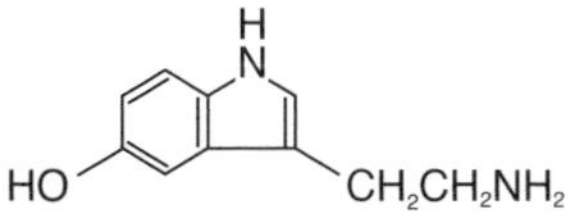

【血清素 ($C_{10}H_{12}N_2O$)】

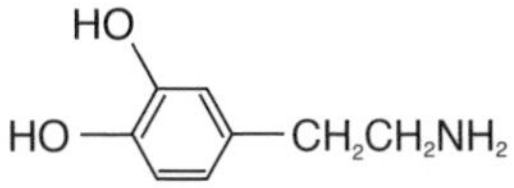

【多巴胺 ($C_8H_{11}NO_2$)】

【血清素】（Serotonin）

當血清素不足時，抑鬱及焦慮情緒就會加重，進而容易造成心理、食慾或睡眠出現障礙。與憂鬱症（p.31）、恐慌症（p.55）、強迫症（p.98）等皆有相關聯。

【正腎上腺素】（Noradrenaline、Norepinephrine）

正腎上腺素雖然是和腎上腺素一同運作，但正腎上腺素與精神作用的相關性特別高。當意識到危險時，交感神經系統的釋放量會增加，形成焦慮或恐懼的精神狀態。正腎上腺素與對事物的熱情也有相關聯，正腎上腺素即是從腎上腺素去掉 N- 甲基。

【多巴胺】（Dopamine）

多巴胺雖然是具備多種作用的神經傳導物質，但其中又與運動的關聯性最大。一旦缺乏多巴胺，會出現肌肉無法活動的帕金森氏症，太多時則會產生幻覺（參照 p.74 思覺失調症）。

此外，多巴胺還與形成快樂情緒及對新事物產生興趣的動機相關聯。多巴胺更在描寫腦炎患者的著作《睡人》（Awakenings，奧利佛·薩克斯 Oliver Sacks 著）問世後，知名度大增。

這三項物質都只有存在一個胺基（$-NH_2$），因此被稱為單胺（monoamine）（圖 1.11），對情感及精神狀態的影響程度特別大。

　　舉例來說，在憂鬱症的諸多症狀（參照 p.49）中，感到焦慮、意興闌珊及無法感到快樂分別是因為血清素、正腎上腺素與多巴胺不足所造成。

(4) 其他的神經傳導物質

　　除了上述三種外，還存在其他相當多種類的神經傳導物質：

【乙醯膽鹼】（Acetylcholine）　最早被發現的神經傳導物質，與意識活動、記憶有關，除了存在於腦部，也存在於心臟或肌肉的神經中。

【γ - 氨基丁酸】（GABA）　屬抑制型傳導物質，與焦慮及痙攣有關。酒精能夠減輕因 GABA 作用所產生的焦慮情感，GABA 同時會抑制正腎上腺素運作。

【腎上腺素】（Adrenaline、Epinephrine）　會提高交感神經的興奮程度，促使血壓上升、加速糖的分解。詳細內容請參照前述的正腎上腺素（p.23）。

【麩胺酸】（Glutamic Acid）　負責傳遞訊息的主角，腦神經細胞間大多數的訊息傳遞皆與麩胺酸有關。與記憶等有關。

【甘胺酸】（Glycine）　抑制型傳導物質。

【甲硫腦素】（Met-enkephalin）　促進神經活動。

【腦啡】（Enkephalin）　抑制神經活動。

【P 物質】（Substance P）　與痛覺傳遞有關。

　　其他還有許多聽都沒聽過的神經傳導物質，更是日常生活中幾乎不會接觸到的物質。然而，這些化學物質卻是形成人類「心理」的重要元素。

　　有些物質作用非常具體明確，有些卻完全相反。若有促進神經活動的物質，當然就有抑制作用的物質。

chapter 2

心理疾病與其症狀

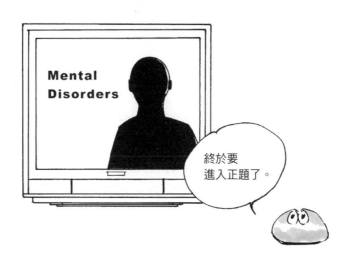

第 2 章終於要來談談心理疾病的具體症狀及治療方式。
接下來會列舉出憂鬱症、恐慌症、思覺失調症等疾病予
以解說。

Dr.Navi：「好啦！終於要開始解說『心理』的疾病了。」

腦太郎　：「是啊，第 1 章一直圍繞在腦的話題上。不過，這也因為腦是心理的**所在之處**對吧。」

Dr.Navi：「腦是神經細胞的集合體，在神經細胞間扮演著傳遞工作的神經傳導物質，就會對『心理』造成各種影響。」

腦太郎　：「當神經傳導物質沒有正常運作的話，心理就會生病，是吧？」

Dr.Navi：「沒錯。無論神經傳導物質太多或太少，都會成為心理生病的原因。」

腦太郎　：「這真是非常簡單明確的概念呢。如果這樣的話，感覺診斷及治療並沒有想像中困難。」

Dr.Navi：「不，雖說造成心理疾病的原因是神經傳導物質失調，但其實失調及表現的方式類型相當多，這也可以説是心理疾病相當大的特點。」

腦太郎　：「這樣啊……那麼，開始第 2 章吧！」

2.1　各種心理疾病

　　雖說「心理疾病」的共同原因是神經傳導物質失調，但呈現出的症狀卻有諸多類型。此外，現在的精神醫學是以表象症狀進行疾病分類，目前全球普遍運用的分類方式有美國精神醫學會的「精神疾病診斷與統計手冊（DSM）」及世界衛生組織（WHO）的「ICD-10 精神與行為障礙」。表 2.1（p.27）列出了 DSM 最新版本 DSM-5 精神障礙症中的主要疾病項目。

　　本書將 DSM-5 中主要的「心理疾病」區分成下述 4 個類群（情緒障礙、焦慮症、思覺失調症、其他）進行說明。由於其中一項為「其他」，因此分類類群主要為三項。接下來會先對各類群進行摘要說明，後續再針對各類群的症狀案例等詳加解說。

表 2.1　主要的心理疾病

	DSM-5 分類	主要障礙症
情緒障礙症	憂鬱症	**重鬱症**（p.31）、持續性鬱症（慢性憂鬱症或輕鬱症）、經期前情緒障礙症
	雙相情緒障礙症	**第一型雙相情緒障礙症**（p.51）、**第二型雙相情緒障礙症**（p.51）、循環型情緒障礙症
焦慮症	焦慮症	**恐慌症**（p.55）、**社交焦慮症**（p.67）、**廣泛性焦慮症**（p.70）、**特定場所畏懼症**（p.62）、特定畏懼症、分離焦慮症、選擇性緘默症
	強迫症及相關障礙症	**強迫症**（p.98）、身體異形症、儲物症、摳皮症、拔毛症
	創傷及壓力相關障礙症	**創傷後壓力症候群**（p.73）、急性壓力症、適應障礙症
思覺失調症	思覺失調類群及其他精神病症	**思覺失調症**（p.74）、妄想症、情感思覺失調
其他	神經發展障礙症	智能不足、溝通障礙症、**自閉症類群障礙症**＊（p.85）、**注意力不足／過動症**（p.87） ＊包含自閉症、亞斯伯格症、非特定的廣泛性發展障礙症等
	認知類障礙症	譫妄、**認知障礙症**（p.89）＊、輕型認知障礙症 ＊依不同病因可區分數個類群：**阿茲海默症**（p.89）、**血管性認知障礙症**（p.90）、**路易氏體失智症**（p.90）、額顳葉認知障礙症等
	睡 – 醒障礙症	**失眠症**（p.146）、嗜睡症、**猝睡症**（p.151）、**呼吸相關的睡眠障礙症**（p.148）、**日夜節律睡 – 醒障礙症**（p.150）、類睡症
	物質相關及成癮障礙症	物質相關障礙症（酒精、咖啡因、菸草、鎮靜劑、抗焦慮藥、安眠藥、大麻、興奮劑等） 非物質相關障礙症（如：嗜賭症）
	解離症	失自我感障礙症／失現實感障礙症、解離性失憶症、解離性身分障礙症
	身體症狀及相關障礙症	身體症狀障礙症、罹病焦慮症、功能性神經症狀障礙症（＝轉化症）
	餵食及飲食障礙症	異食症、厭食症、暴食症

↑
本書中的分類

〔筆者根據 DSM-5：American Psychiatric Association：Diagnostic and Statistical Manual of Mental Disorders. Fifth Edition, Arlington, VA, APA 2013 製成〕

＊粗體字為本書中有提到的障礙症。
＊DSM-5 中出現的障礙症名稱之統一日文用語尚未確定（2013 年 12 月）。
【與 DSM- Ⅳ -TR 分類之比較】
＊DSM- Ⅳ -TR 將憂鬱症、雙相情緒障礙症及相關障礙症全部歸類於「情緒障礙症」中。
＊DSM- Ⅳ -TR 中，強迫症及相關障礙症、創傷後及心理壓力相關障礙症皆歸類於「焦慮症」中。

(1) 情緒障礙症（p.31～54）

●情緒也會有障礙？

在心理疾病類群中，將精神狀態的重點放在「情緒的低落及高昂」者，稱為「情緒障礙症」。這邊所指的「情緒」並非瞬間的情感展現，而是長時間、持續性的情感、情緒。在 DSM-Ⅳ-TR 中雖有列出「情緒障礙症」類群，但 DSM-5 卻將其刪除。

腦太郎　：「**情緒**是長時間、持續性的情感表現……，有沒有其他更好的舉例說明？」

Dr.Navi：「可以理解**開心到快飛上天**的感覺嗎？開心到快飛上天，就是維持在愉快情感狀態的意思。」

腦太郎　：「哇，原來如此！不過，醫師……實在不好這麼跟你說，這形容詞以前雖然很流行，但現在根本沒有人會使用耶……」

●情緒障礙症類群

如圖 2.1 所示，情緒障礙症主要區分為憂鬱症及雙相情緒障礙症。一般被稱為「憂鬱症」的患者，即是指憂鬱症中的「鬱症」之人。在此類群中，罹患「鬱症」的患者數雖然最多，但罹患第 2 型雙相情緒障礙症的人數也相去不遠。

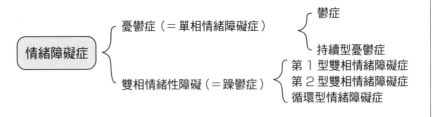

圖 2.1　情緒障礙症

情緒障礙症
　憂鬱症（＝單相情緒障礙症）
　　　鬱症
　　　持續型憂鬱症
　雙相情緒性障礙（＝躁鬱症）
　　　第 1 型雙相情緒障礙症
　　　第 2 型雙相情緒障礙症
　　　循環型情緒障礙症

（註）一般所謂的憂鬱症即是指鬱症。
　　　持續型憂鬱症屬長年持續著較輕微症狀之憂鬱症。
　　　持續型憂鬱症與循環型情緒障礙症皆屬慢性障礙症，非發生於短期間內的疾病。

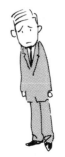

column 　　　　　　　　**憂鬱狀態、憂鬱症的關聯圖**

　　「憂鬱症」與「憂鬱狀態」兩者間的症狀沒有明確差異。根據診斷基準（參照 p.93），出現一定以上憂鬱症狀者（例如失眠、食慾不振、情緒低落），即會診斷為「憂鬱症」；症狀較輕微者，則多半會被認定為「憂鬱狀態」。

憂鬱症

憂鬱狀態

(2) 焦慮症（p.55～72）

●深受極大焦慮所苦

　　接著，將重點放在「焦慮」情緒上的疾病，稱之為焦慮症。此類群的共同點在於深受極大「焦慮」所苦，但即便是焦慮，患者們的「焦慮」類型仍相當多。

●焦慮症的多元性

　　舉例來說，有舉棋不定時隨之而來的焦慮情緒（廣泛性焦慮症，p.70），以及接收到焦慮情緒，導致腦內部位運作異常，出現具攻擊性的行為（恐慌症，p.55）等，相當多元（圖 2.2）。

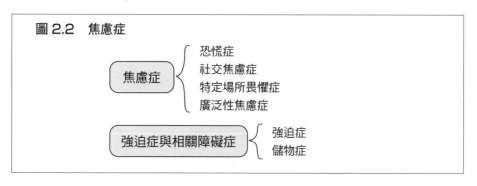

圖 2.2　焦慮症

焦慮症｛恐慌症／社交焦慮症／特定場所畏懼症／廣泛性焦慮症

強迫症與相關障礙症｛強迫症／儲物症

●**焦慮症是尚未被完全掌握的疾病**

在回溯至 40 多年以前，大部分深受極大焦慮情緒所苦的焦慮症是被歸類在與神經症或精神官能症（neurosis，p.92）同一類群。但隨著精神醫學不斷進步，發現過去被歸類為相同類群的疾病，實際上能進行更詳細的分類，症狀及治療方式也會有異。罹患焦慮症與憂鬱症或雙相情緒障礙症患者人數一樣龐大。

目前，除了精神科醫師，多數人對焦慮症仍相當陌生。但像是心跳突然加快、出現恐慌發作（有相當多症狀）的「恐慌症」，以及在意污垢、會不斷清洗雙手無法停止等症狀的「強迫症（OCD）」（p.98）等，在近 30 年已逐漸被一般人所了解。會罹患焦慮症、憂鬱症及雙相情緒障礙症的最大原因都在於神經傳導物質失調，引起極大的焦慮情緒。

(3) 思覺失調症（p.74 ～ 84）

第三個類群為「思覺失調症」，2002 年以前被稱為「精神分裂症」（台灣於 2014 年改名）。

在醫學範疇中，若單純提到精神病，多半是指思覺失調症。由此可知，思覺失調症在精神科的治療疾病中，是極具代表性的項目。目前精神科門診中，憂鬱症、雙相情緒障礙症、焦慮症患者雖然較多，但住院治療的病患中，以思覺失調症患者占多數（參照 p.170）。

目前尚未釐清罹患思覺失調症的原因究竟為何，但已知的是，神經傳導物質之一的多巴胺過多，會產生幻覺及妄想。

(4) 其他疾病（p.85 ～ 90）

除了上述幾種心理疾病外，還有平常電視新聞上皆可聽聞的精神疾病，在本書中也會簡單說明。這些疾病中，除了有大家熟知的阿茲海默症及失眠等類群，還有隨著治療與診斷方式的進步，而受到關注的呼吸相關的睡眠障礙症、注意力不足／過動症（AD／HD）、自閉症類群障礙等。造成這些疾病的原因不一，有可能是因為神經傳導物質失調，也可能是腦部功能發展障礙、腦部受損所引起。

2.2 鬱症　　　　　　　　　　　　　　情緒障礙症

Dr.Navi：「那麼，我們就來針對不同疾病逐一詳細解說吧。首先，先來談
　　　　　談鬱症，也就是憂鬱症。」

腦太郎　：「我大概可以知道憂鬱症是怎樣的疾病。憂鬱症就是情緒低落，
　　　　　對事物提不起勁，**悶悶不樂**的心情對吧？」

Dr.Navi：「沒錯，**悶悶不樂**的形容方式相當正確。不過，任誰都會有情緒
　　　　　低落的時候。」

腦太郎　：「的確。這麼說來，憂鬱症到底是怎樣的疾病？」

疾病解說　●**失去情感起伏，一直處於情緒低落狀態**
考試落榜、失戀、工作出包與家人離別等，人生存在著諸多不如
意，有時還會遭遇出乎意料之外的不幸事件，在這樣的時刻，任誰都會
被憂鬱情緒籠罩。此外，就算沒有什麼值得一提的變化，人們也是有可
能突然間心情沮喪、失去活力、提不起勁。但低落的情緒一般會隨著時
間恢復，重新回到正常狀態。因此情感是具有恢復能力，同時還存在循
環及起伏。然而，一旦情感失去起伏，長時間情緒低落，即是罹患「憂
鬱」症。嚴重的話，甚至會持續好幾年。

腦太郎　：「好幾年！情緒如果一直處在低落狀態的話，會發生什麼事？」

Dr.Navi：「患者會因為提不起勁、感覺疲勞，進而無法上課或上班，甚至
　　　　　會一整天足不出戶。」

腦太郎　：「『足不出戶』嗎？最近常聽到這個字眼。」

Dr.Navi：「在這些足不出戶的人之中，也有被認為是患有憂鬱症的人。」

●只透過患者本身的努力也無法治癒
　　即便患者本身相當**努力**，憂鬱症仍無法有所變化，這是相當重要的
觀念。無關乎本人努力不足或怠惰的意志問題，憂鬱症是需要治療的疾
病。

腦太郎　：「看來，不能輕忽憂鬱症這個疾病呢！」

Dr.Navi：「是的。此外，病患人數也相當龐大（p.48）。憂鬱症在精神醫學範疇中，可是相當重要的主題。」

疾病解說 **(1) 憂鬱症發病**
若憂鬱症實際發病時，會有怎樣的症狀呢？就讓我們拿 50 歲的男上班族「憂鬱太郎」做為典型案例介紹。

● SCENE 1　冬季預兆

　　大約從年底開始，憂鬱太郎就發現自己會因為雞毛蒜皮的小事感到焦慮，對於最愛的高爾夫球不知為何地，也不再感興趣。過去相當在意的服裝儀容及辦公桌面整潔也開始出現雜亂情況，但卻絲毫提不起整理的動力。

　　對周遭人而言，也都明顯感受到憂鬱太郎的低落情緒。工作毫無進展，對部屬的指示更是一變再變，造成多方執行上的困擾，這樣的窘境似乎加重了憂鬱太郎的低落情緒。更糟糕的是，憂鬱太郎不只情緒低落，還會因心情浮躁，常處於快動怒的狀態，抱怨雞毛蒜皮小事的頻率也不斷增加。

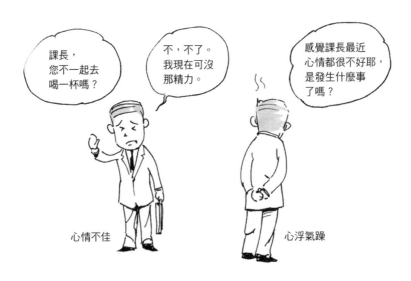

Dr.Navi：「嗯？憂鬱太郎有心浮氣躁嗎？會憤怒，不就代表非常有活力？」
腦太郎　：「與其說是憤怒，這比較像是對自己感到焦躁。」

〔解說1〕　憂鬱症患者並非一直維持相同的情緒低落、鬱悶狀態。在發病初期，當無法讓工作盡善盡美時，也會對自己感到焦躁不已，但這並非熱忱的表現，而較偏向於隱性憤怒、無明確對象的苛責行為。因此請記住，心浮氣躁也是憂鬱症的指標症狀之一。

● SCENE 2　數週後，憂鬱情況加重

　　憂鬱太郎雖刻意安排休假，但使不上力的情況仍未改善，逐漸開始無法忍受情緒的低落，更深受失眠所苦，讓身體及心理上的疲勞程度不斷加劇。

　　在發現自己出現情緒低落，以及無法用言語形容的焦慮後過了數週，憂鬱太郎感到無比絕望，甚至發現自己竟然有想要自殺的驚人念頭。內心會突然冒出一絲「如果要活得如此鬱鬱寡歡，還不如立刻消失在這個世上，應該會比較輕鬆」的想法。更可怕的是，憂鬱太郎腦中竟然開始出現更具體的想法，甚至回神後發現自己竟然呆站在高樓屋頂向下望著，讓人捏把冷汗。

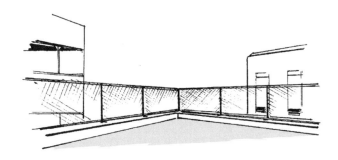

〔解說2〕　憂鬱症患者像憂鬱太郎一樣出現自殺念頭其實並不稀奇，此稱為「自殺意念」。在這個意念中並不存在自我否定的論調，患者會為了從這痛苦的「絕望情緒」中逃離，出現「自我毀滅」是最佳選擇的念頭。許多患者更是從原本呆想著「死了的話，應該就可以一了百了」，進一步思考具體的執行方法。然而，自殺其實也需要動力，因此隨著憂鬱症病情加重，相反地也會降低自殺的可能性。

腦太郎　：「『自殺意念』，聽起來真是讓人感到不舒服……」
Dr.Navi：「很多精神醫學用語都是這樣的。另外，這個自殺意念在憂鬱症　　　　　中並不稀奇，許多患者都有過自殺念頭。根據美國統計，7 成自　　　　　殺者皆患有憂鬱症。」
腦太郎　：「看來這真是憂鬱症最令人擔憂的層面。」

● SCENE 3　春天到來，前往醫院求診
　　寒冬雖已結束，陽光也非常耀眼，但憂鬱太郎的情緒卻更顯低落。就算經過櫻花樹，卻也沒有抬頭欣賞的氣力。毫無食慾、夜晚無法入眠、對於所有事物都只想到悲觀的一面、強烈的焦慮情緒揮之不去。突然爆瘦的憂鬱太郎，就在再也看不下去的家人強烈建議下，毅然前往精神科求診。

神經精神科

　　與醫師的對談中，憂鬱太郎充滿悲觀情緒，且言不及義。除了眉頭深鎖，手腳還會因焦慮情緒出現無意義的動作，偶爾還會說出帶有「自殺」元素的字句，讓醫師深感事態嚴重。
　　醫師診斷憂鬱太郎患有重度「憂鬱症」，並判斷其帶有自殺意念，

獨處將存在危險，因此告知家屬需住院治療。醫師更為了營造能讓憂鬱太郎安心休養的環境，委請憂鬱太郎的家屬向公司提出休假申請。接著，醫師對住院的憂鬱太郎開立了睡眠導入劑，首先讓憂鬱太郎能夠重拾充足的睡眠。

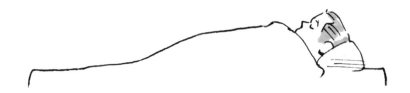

〔解說３〕　當罹患重度憂鬱症時，為了避免患者出現自殺行為，給予身心靈確實的保護，向公司請假等，營造能夠充分休養的環境非常重要。

此外，憂鬱症就是「心理能量」處於枯竭狀態，因此有充分睡眠，讓身心能量恢復正常狀態便是面對憂鬱症的首要任務。其中，更需要家人的互助理解。

腦太郎　：「這樣的話，醫師接下來會給予怎樣的治療呢？」

Dr.Navi：「憂鬱太郎的情況看起來比開場的 A 子還要嚴重，因此首先利用能夠排除強烈焦慮的藥物開始治療。」

腦太郎　：「A 子當初應該是服用醫師開立的抗憂鬱藥物及睡眠導入劑。那時候你似乎沒特別說明藥物的部分，精神科所使用的藥物具備怎樣的作用呢？」

Dr.Navi：「先不談睡眠導入劑，大多數精神科所使用的藥物都具備能夠讓腦神經傳遞平衡的作用。『心理疾病』是因神經傳導物質異常所造成，最常見的情況就是量的過與不及。若由此反推，只要神經傳導物質處於平衡，就能讓精神狀態恢復正常，因此才會選擇以藥物治療。」

腦太郎　：「真的能夠這麼做嗎？藉由藥物，以人工方式調整神經傳導物質的失調？」

Dr.Navi：「目前的精神醫學水準是能夠做到的。」

(2) 發病機制及藥物治療

●血清素或 GABA 運作失調

在人體腦內存在許多神經傳導物質。其中，與憂鬱情緒、焦慮症狀相關聯的便是血清素或 GABA（p.23～24）。這些神經傳導物質不僅能降低興奮及焦慮，還能產生快感及安穩情緒。這些物質的數量及活性會因壓力等原因產生不足情況，與其他神經傳導物質相比，當血清素或 GABA 的數量較少時，人們便會陷入**無止境**的焦慮及低落情緒，進而導致憂鬱症發生。

而醫師為了解決問題，針對血清素不足及 GABA 活性不足會分別投用名為 SSRI 及苯二氮平類（Benzodiazepine；BZD）藥物予以治療。讓我們先來討論苯二氮平吧！

●苯二氮平～抑制焦慮的藥物

【GABA 活性不足】　存在於腦中最古老區塊──腦幹藍斑核（圖2.3）內的 GABA 活性不足，被認為與憂鬱太郎深受焦慮所苦有關。當讓神經興奮的正腎上腺素活動過度旺盛時，會加深焦慮情緒。GABA 屬抑制型神經傳導物質，當活性不足時，便無法控制正腎上腺素的運作，進而產生焦慮。

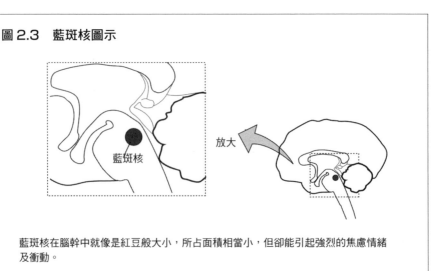

圖2.3　藍斑核圖示

藍斑核

放大

藍斑核在腦幹中就像是紅豆般大小，所占面積相當小，但卻能引起強烈的焦慮情緒及衝動。

【苯二氮平會與 GABA 受體結合】　服用苯二氮平類藥物（經口投用）後，會被胃腸吸收進入血液中，隨著血流至全身，並通過血腦障壁（p.11）進入腦中，將主要成分送達神經細胞的突觸間隙。苯二氮平的結構和 GABA 相似，因此當苯二氮平抵達腦中藍斑核的所在位置時，能夠取代 GABA，與在突觸接收 GABA 的受體相結合，形成同結合 GABA 後的狀態（圖 2.4）。由於苯二氮平可直接與 GABA 受體合為一體，即刻增強 GABA 的作用（抑制興奮），這也是苯二氮平被認為能夠快速顯效的關鍵。

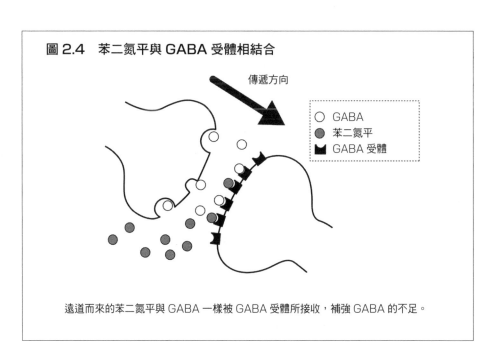

圖 2.4　苯二氮平與 GABA 受體相結合

傳遞方向

○ GABA
● 苯二氮平
◤ GABA 受體

遠道而來的苯二氮平與 GABA 一樣被 GABA 受體所接收，補強 GABA 的不足。

腦太郎　：「GABA 不夠的話，直接服用 GABA 不就好了嗎？」

Dr.Navi：「GABA 無法通過血腦障壁，因此才會找跟 GABA 相似，又能夠通過血腦障壁的苯二氮平，以補強 GABA 不足。」

腦太郎　：「苯二氮平這名字聽起來雖然很艱深，但具備的功能卻相當簡單明瞭呢！」

Dr.Navi：「從補強不足的功用來看，只要有藥效便可被稱為藥物。如此一來，服用苯二氮平即可抑制藍斑核興奮，排除憂鬱症急性期的強烈焦慮。」

● SCENE 4　服用抗焦慮藥物

憂鬱太郎在服用了抗焦慮的苯二氮平類藥物後，嚴重焦慮情緒明顯獲得改善，睡眠時間也得以拉長。更幸運的是，幾乎沒有產生服藥的副作用，憂鬱太郎的表情看起來也稍顯緩和。不過，這些許的改善跡象是藥物帶來的效果，並非真正復原。一旦身心狀態又出現變化，憂鬱症狀重新出現時，自殺意念仍會再度找上門。

〔解說 4〕　苯二氮平類藥物具備顯效速度快、患者本身能夠感受其藥效之優點，但卻也存在讓人眩暈、嗜睡等副作用，即便藥物成癮情況相當輕微，一般仍不建議持續服用。苯二氮平是用來將患者從危險區域緊急救出的藥物。

● SSRI

【解決大腦邊緣系統的血清素不足】　接著來談談名為 SSRI 的藥物。憂鬱症最主要症狀的「抑鬱感」（不明原因的焦慮、焦躁及憂鬱）不同於因藍斑核中的 GABA 活性不足導致的強烈焦慮，而是因大腦邊緣系統（圖 2.5）的血清素不足所造成。大腦邊緣系統存在相當多可結合血清素受體的腦內神經細胞，當血清素運作變弱時，大腦邊緣系統的活力也會降低，出現憂鬱症狀。

因此必須投予能夠增加血清素運作的藥物，其中最具代表性的便是 SSRI。

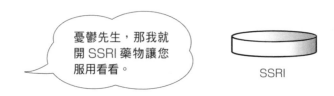

憂鬱先生，那我就開 SSRI 藥物讓您服用看看。

SSRI

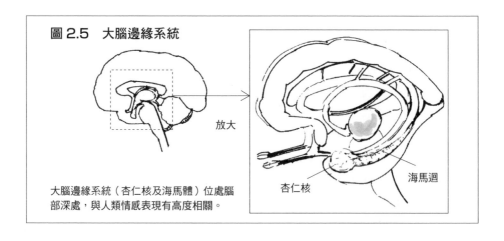

圖 2.5 大腦邊緣系統

放大

海馬迴

杏仁核

大腦邊緣系統（杏仁核及海馬體）位處腦部深處，與人類情感表現有高度相關。

腦太郎 ：「能夠增加血清素運作的藥物？如果腦內血清素不足的話，不用什麼 SSRI 的藥物，直接把血清素送達腦中不就好了。」

Dr.Navi ：「沒辦法這麼做，因為血清素無法通過血腦障壁。」

腦太郎 ：「這麼說來，SSRI 就像正腎上腺素在對付 GABA 活性不足時一樣，變得類似血清素，與血清素受體相結合的物質嗎？」

Dr.Navi ：「不是這樣的。」

腦太郎 ：「我懂了！SSRI 就好比形成血清素的物質，能讓腦內產生大量血清素。這 SSRI 看來就是『血清素（Ṡ）、生產（Ṡ）、好多（Ṙ）、進去（İ）』的日文縮寫，能夠在腦內釋放出好多好多血清素。」

Dr.Navi ：「也不是你想的這樣。事情可沒那麼簡單。」

【不投用血清素或生成血清素物質的理由】 目前醫界並不存在直接投用血清素的作法，因為血清素無法通過血腦障壁。能夠合成為血清素的物質（名為色胺酸，Tryptophan）雖然有辦法穿越血腦障壁，但卻不會直接投用這類物質。這是因為無法將形成物質精準地投送至腦神經細胞，效率太差所致。

此外，若反過來只將腦神經細胞需要的血清素物質份量送至體內，卻又會導致身體其他部位的血清素量過多，產生副作用。也因此無法直接將血清素或血清素形成物質送入體內。

　　而目前所使用的 SSRI 便是以稍微繞道的方式，增加在突觸中，能與受體結合的血清素。

　　【SSRI 的作用】　口服的 SSRI 會通過血腦障壁，游離於突觸間隙。一般而言，腦內的血清素會從神經細胞尾端釋入突觸間隙，與下一個神經細胞受體結合，傳遞刺激（參照 p.19）。此時，從突觸小泡釋出的血清素不會完全地和突觸間隙前的受體結合，有相當比例的血清素會在未結合的情況下游離於突觸間隙，並再被原本的神經細胞吸收。

　　SSRI 則會將突觸前端讓血清素返回的入口（再吸收口）堵住（圖 2.6 ①）。換言之，未抵達受體的血清素也無法回到原本的神經細胞處，只能遊蕩在突觸間隙中（圖 2.6 ②）。

　　罹患憂鬱症的病人雖然血清素釋出量比正常人少，但並非完全無法釋出。在這種情況下服用 SSRI 的話，SSRI 便能阻礙位於突觸的血清素再被吸收。如此一來，游離於突觸間隙的血清素量增加，便能得到和大量血清素釋出相同的效果（圖 2.6 ③）。

腦太郎 ：「原來如此～即便實際釋出的量沒有改變，但因為阻擋了血清素的回歸，所以能夠得到和增加份量相同的效果啊。」

Dr.Navi：「順帶說明一下，SSRI 是『選擇性血清素再吸收抑制劑（selective serotonin reuptake inhibitor）』的縮寫。」

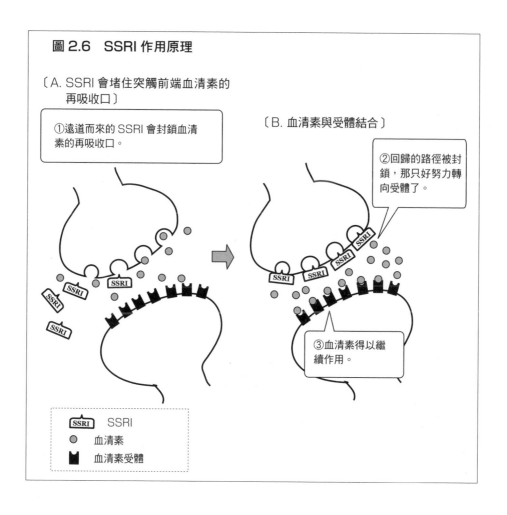

圖2.6　SSRI 作用原理

〔A. SSRI 會堵住突觸前端血清素的
　　再吸收口〕

①遠道而來的 SSRI 會封鎖血清
素的再吸收口。

〔B. 血清素與受體結合〕

②回歸的路徑被封
鎖，那只好努力轉
向受體了。

③血清素得以繼
續作用。

SSRI　SSRI
血清素
血清素受體

【顯效方式】　一般而言，開始服用抗焦慮的苯二氮平類藥物後，約莫 1 週內便可感受到情緒輕鬆不少。反觀，抗憂鬱的 SSRI 藥效因人而異，顯效需要一點時間，約 1 個月才能看出其成效。

此外，2 ～ 3 成的服藥患者會出現噁心、頭痛等副作用。只要持續服用 SSRI，這些副作用會在 2 ～ 3 週後減緩。因此撐過這段期間，讓 SSRI 的藥效得以充分發揮，便可改善憂鬱症狀。

● **SCENE 5　夏季、出院與在家靜養**

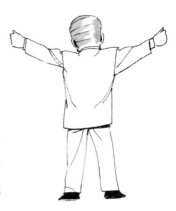

　　憂鬱太郎開始服用醫師開立的藥物、在家休養的同時，開始能擴大活動範圍。雖然有時還是會因一點小事就情緒低落、心浮氣躁，但已經不曾出現過去縈繞在腦中揮之不去的「自殺意念」。就算焦慮情緒浮上心頭，憂鬱太郎也開始讓這樣的情緒像雲朵飄散般自然消失。就這樣地，憂鬱太郎逐漸找回身體及心靈過去應有的能量。

(3) 維持治療

　　憂鬱症是種只要認真治療便可改善的疾病。有時治療時間為數個月，大多數的人要治癒需花費 1 ～ 2 年，少數人甚至需要更長的時間。但千萬不可焦急，需依照不同的條件狀態，為身心補充能量。除了病患本人，家屬及周遭的人也都必須了解，不可因為感覺變輕鬆，就立刻回到正常的忙碌生活，或停止服藥。

　　此外，病患本人及周圍的人對於服用精神科藥物的行為多半心存抗拒，因此需根據正確研究（證據）證明藥效，並提供副作用的完整資訊，使其充分理解（p.134 ～ 138）。

　　再者，希望進行諮商的憂鬱症患者數相當多，在包含諮商的眾多心理治療中，已有研究證明認知治療及人際心理治療是有效的（p.116）。

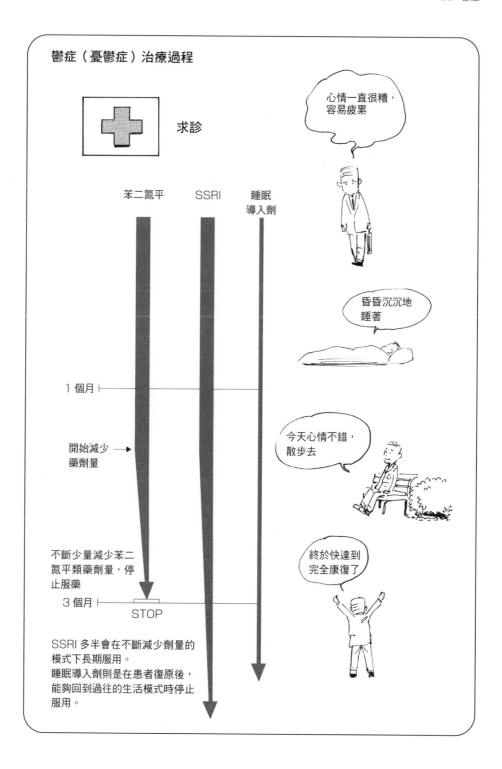

鬱症（憂鬱症）治療過程

求診

苯二氮平　　SSRI　　睡眠
　　　　　　　　　　導入劑

心情一直很糟，
容易疲累

昏昏沉沉地
睡著

1 個月

開始減少 →
藥劑量

今天心情不錯，
散步去

不斷少量減少苯二
氮平類藥劑量，停
止服藥

終於快達到
完全康復了

3 個月

STOP

SSRI 多半會在不斷減少劑量的
模式下長期服用。
睡眠導入劑則是在患者復原後，
能夠回到過往的生活模式時停止
服用。

(4) 如何辨別是否罹患憂鬱症

腦太郎 ：「看來憂鬱症只要充分治療的話，就可以獲得改善。不過話說回來，雖然已經知道藥物治療的原理，但我還有一個想了解的項目。」

Dr.Navi ：「是什麼？」

腦太郎 ：「那就是該怎麼判斷是否罹患憂鬱症。任誰都會有情緒低落的時候，但要知道究竟是不是憂鬱症，該如何分辨呢？」

Dr.Navi ：「這的確也相當重要。那麼，接著就來說明憂鬱症的辨別方式以及介紹其他憂鬱症吧！」

●問卷表

健康資訊節目等常會將憂鬱症做為主題進行討論。在節目裡，用來確認有無憂鬱症可能性的評分項目中，出現有「是否對未來感到不安」的選項。

卻也不禁讓人懷疑：「難道有人對自己的未來完全不會感到不安嗎？」電視節目或健康雜誌中所介紹的確認項目是被極簡化的內容，因此大多會出現「有可能罹患憂鬱症」的結果（節目會強調其可能性）。

精神科及身心內科實際所使用的問卷表包含知名的「貝克憂鬱量表（BDI）」等表格，內容頗為複雜。愈詳細的問卷表，愈能正確判定罹患憂鬱症與否，但要身心俱疲的憂鬱症患者填寫問卷卻也是相當強人所難。

另外也有評量憂鬱症嚴重度的量表，其中漢氏憂鬱量表（Hamilton Depression Rating Scale，HAM-D）與 MADRS 憂鬱量表（Montgomery-Asberg Depression Scale，MADRS）皆是被用來判定治療成效的指標。

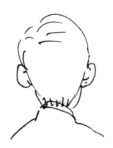

圖 2.7　各種問卷表

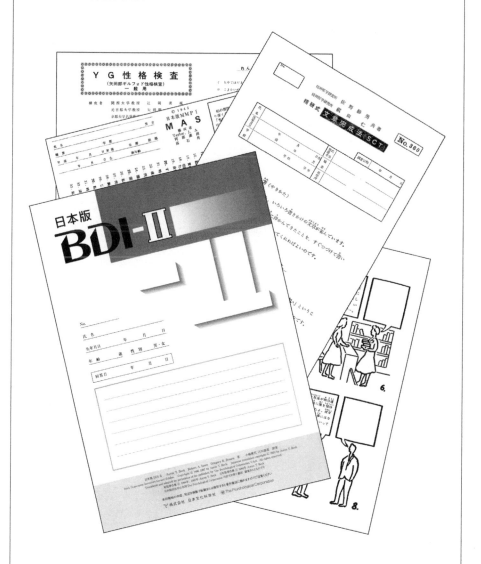

有些是只需要回答「是」、「否」，另外還有必須看圖回答，或完成文章的問卷表。根據不同年齡及性別，有相當多種類的問卷。

●更簡單的辨別方式

要完成這樣的問卷表其實工程浩大，不如讓我們來想想是否有更簡單的憂鬱症判別方式。

確認有無罹病相當有力的指標之一，便是觀察可能罹患憂鬱症患者對嗜好等抱持著怎樣的態度。若對於過去相當熱衷的嗜好或娛樂活動也失去了興趣及動力，那麼罹患憂鬱症的可能性便非常高。相反地，若只是不想工作，對釣魚嗜好仍充滿熱忱的話，就不是憂鬱症。若有人對於出勤上班感到厭煩，卻能一頁接著一頁地閱讀同人誌，那他罹患憂鬱症的機率可說是相當低。

因此若能夠熱衷於某種事物，有著讓自己開心的興趣，那麼憂鬱症上身的可能性就不高。憂鬱症是會對所有領域的事物皆失去關心，若對過去有高度興趣的事物也感到毫無吸引力時，那麼就必須注意可能是罹患憂鬱症的警訊。

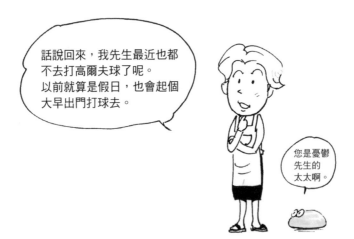

話說回來，我先生最近也都不去打高爾夫球了呢。以前就算是假日，也會起個大早出門打球去。

您是憂鬱先生的太太啊。

●從情緒持續處於低落狀態探討

此外，情緒是否長期處於低落狀態也是相當重要的關鍵。一旦出現相當的憂鬱情緒持續半個月之久、失眠（半夜3、4點起床後就無法再入睡）、長期食慾不振、體重減輕情況，就必須懷疑是罹患了憂鬱症。若在這個時間點回首生活型態，或許能夠發現某些可改善的項目。

(5) 必須特別留意的隱性憂鬱症

憂鬱症有時會進行巧妙變裝來煩惱患者，這種以身體症狀所呈現的憂鬱症稱為「隱性憂鬱症」（圖2.8）。此類患者受腰痛、肩頸僵硬、頭痛等身體症狀所苦，因此不會意識到是**心理的疾病**。幾乎所有的患者都會先依照身體的症狀前往就醫，但即便已經前往醫院求診，若醫師不主動詢問，患者也不會自行將憂鬱心情、不愉快等心理的問題及煩惱告訴醫師，反而會覺得身體不適導致情緒低落也是理所當然。

嚴重時，除了本人會充分意識到心中不適的自覺症狀外，周遭的人也會從患者的行動及表情察覺異狀；但症狀輕微時，無論是本人或周遭的人都不易察覺。因此當進行身體檢查卻未發現異狀，但全身卻一直處於不適狀態、情緒也相當低落，對曾經喜愛的事物興趣不再、或提不起勁時，就必須懷疑是否罹患了「隱性憂鬱症」。

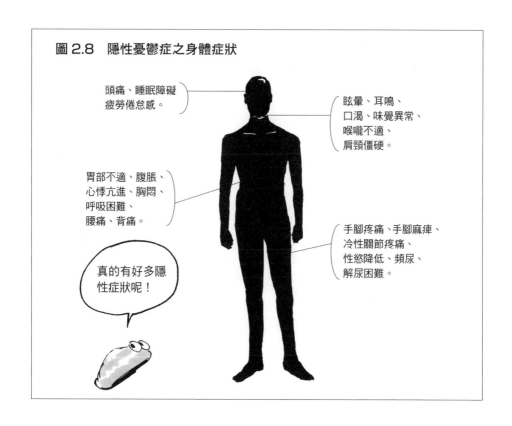

圖2.8　隱性憂鬱症之身體症狀

頭痛、睡眠障礙疲勞倦怠感。

眩暈、耳鳴、口渴、味覺異常、喉嚨不適、肩頸僵硬。

胃部不適、腹脹、心悸亢進、胸悶、呼吸困難、腰痛、背痛。

手腳疼痛、手腳麻痺、冷性關節疼痛、性慾降低、頻尿、解尿困難。

真的有好多隱性症狀呢！

(6) 憂鬱症傾向

憂鬱症為非特定對象，而是任何人都可能罹患的疾病。由於壯年人的自殺情況較多，因此讓人有壯年人較容易罹患憂鬱症的印象。但根據多項調查顯示，老年人罹患憂鬱症的情況較多，隨著年齡增長所伴隨的老化，再加上獨居等生活條件，皆被認為會增加發病機率。此外，過去認為與憂鬱症絲毫不相干的孩童竟也被發現有罹病可能。以數字來看，目前憂鬱症的罹病率為 5%（現階段患有憂鬱症者之比例），若單純計算的話，日本全國便有 600 萬名病患，實際上 2008 年前往就診的患者便超過 100 萬名。

然而，患者數的增加及罹病族群愈趨廣泛，被認為是因為過去未曾進行過調查活動，以及人們對憂鬱症的知識更加充足，發現過去不曾注意的症狀原來就是憂鬱症症狀。因此求診人數的增加並不能與憂鬱症患者增加劃上等號。

(7) 憂鬱症＝「心理層面的感冒」

憂鬱症是任誰都可能罹患，相當普遍的疾病，因此又被稱為「心理層面的感冒」。感冒為萬病之源，若不認真治療，將有可能變成像肺炎一樣嚴重的疾病。憂鬱症也是相同道理，因此希望在早期接受正確治療，讓憂鬱症還在感冒階段就將其治癒。

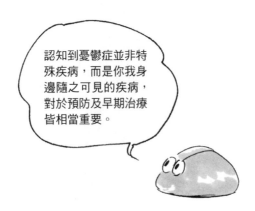

認知到憂鬱症並非特殊疾病，而是你我身邊隨之可見的疾病，對於預防及早期治療皆相當重要。

(8) 如何預防憂鬱症

對預防憂鬱症而言，確保日常生活的休息，避免處於過度勞累狀態是非常重要的。長期且持續性的壓力會造成腦內傳導物質失調。目前有目前有許多現代人都有過勞傾向，因此希望讀者們能夠花點心思，重新審視生活。此外，為預防復發，也需掌握憂鬱症的正確知識。

(9) 總結憂鬱症

●憂鬱症的精神狀態

① 憂鬱情緒

② 對過去喜愛的事物失去興趣或愉悅感

此兩項目為憂鬱症的基本精神狀態。一旦罹患憂鬱症，便會出現任一症狀。若兩者皆不存在，將不會判定為罹患憂鬱症。

以②為例，曾經相當喜愛泡澡的人可能會出現一點也不想泡澡的情況，打開浴室的門都感覺意興闌珊，甚至連要用水瓢取水都必須花費好一番努力。喜歡與人互動的人則可能出現穿鞋準備外出時，就會感到極度不適，不想接聽朋友的來電，或是接起電話後，拿著話筒痛苦無比的情況。

其他還有：

③ 注意力無法集中，缺乏毅力

④ 感覺不到自我價值、充滿罪惡感

⑤ 焦慮、焦躁感

⑥ 自殺意念

以上皆為代表性症狀。當這些症狀的其中幾項幾乎每天出現，且持續 2 週以上者，便會診斷為憂鬱症（參照 p.93）。

●主要治療方法

最近憂鬱的治療有著顯著性突破，只要接受充分治療，便可獲得改善。治療的原則為「身心休養」、使用抗憂鬱藥物的「藥物治療」以及「心理治療」。

【身心休養】 雖然不管是什麼疾病都需要休養，但對憂鬱症患者而言，身心能量不足是罹病的關鍵因素，因此休息靜養，充分補充能量更顯重

要。患者本身及周遭的人必須積極營造能夠安心休養的環境。

　　然而，這對現代人而言卻顯得困難。在維持社會生活上，人們必須有收入、支援家人的活動，若還是學生的話，更必須繼續學業。除了這些要素，憂鬱症患者本來就有強烈的責任感，因此會認為若因身體不適就向公司、學校請假，或將家事擱在一旁是相當要不得的，此時休養反而會為病患帶來壓力。另一方面，罹患憂鬱症時，較難透過檢查等的數值來呈現症狀，周圍的人也不容易理解這樣的疾病，讓患者更難獲得休養。

【藥物治療（參照 p.123）】　在治療憂鬱症上，有非常多種藥物，藥效及副作用程度也因人而異，因此需搭配症狀及合適性，選用最適當的藥物。醫師會以微量方式調整劑量，邊觀察症狀，邊評估要使用哪種藥劑以及劑量多寡。

【心理治療（參照 p.95）】　心理治療種類相當多，其中，「認知治療」及「人際心理治療」已被證實具有效果。為了避免發生腦內神經傳導物質的運作減少，以及因其所造成的負面思考惡性循環，會以認知治療進行練習。改變思考方式將能改變生活型態，並讓身心獲得休養。在恢復期及防止復發上特別具成效。

【其他治療方法】

・電痙攣治療 ECT（electroconvulsive therapy）是讓少量電流流經頭部，促使痙攣發作的治療方法。由於一般大眾對此方法存有恐怖印象，甚至曾經有段時間幾乎不曾被用來做為治療。但現在已經能夠利用新方法，以不誘發痙攣的方式進行，既不會感到痛苦，同時相當安全。對於服藥容易出現副作用，或自殺意念相當強烈，需即刻治療予以改善的患者可說是極有成效的方法之一。

・高照度光療法是每天照射高照度人造光（2,500 ～ 10,000 勒克斯）2 小時以上的治療方法，持續約 1 週便可出現成效。對於在特定季節，多數為每年冬季來臨時便會復發的憂鬱症（季節性憂鬱症）患者而言，是相當有效的方法。

2.3　雙相情緒障礙症（躁鬱症）

情緒障礙症

疾病解說

●**心情忽好忽壞**

包含在「情緒障礙症」類群中的另一疾病為雙相情緒障礙症，又稱為「雙極性情感疾患」或「躁鬱症」。正如同該名稱給人的聯想，是個充滿能量的「躁症」與身心能量枯竭的「鬱症」（憂鬱狀態）會反覆發生的疾病。由於「躁」與「鬱」兩個相反狀態會交替出現，因此稱為雙相情緒障礙症。

當躁症發作時，心情會相當爽快，並富有旺盛的活動力。充滿活力固然是件好事，但患者腦中會浮現各式各樣的主意，無法停止講話，思緒跳躍甚至言不及義，並處於亢奮狀態，更可能會規劃驚人的計畫或不停購買高價商品，這樣的狀態被稱為過度活動，由於在任何行為上皆不知適可而止，因此會在日常生活中給周遭的人帶來麻煩。

但當輕躁症發作時，患者的身心狀態會有著不同於以往的暢快感，靈感不斷浮現，讓工作執行上相當順利。患者本身會感覺相當舒暢，周圍的人也可以感受到這樣的氛圍，躁症症狀較輕微者屬第二型雙相情緒障礙症。另一方面，當患者情緒處於極度高亢，出現想到什麼便付諸執行的過度活動時，則屬第一型雙相情緒障礙症，需透過住院限制活動。當「躁症」退去，進入「鬱症」狀態時，情緒便會相當低落，呈現出與憂鬱症相同的症狀（圖2.9）。

●**就算是躁症也需進行治療**

即便患者本身在躁症發作時情緒舒暢，但仍是需治療的疾病。然而，目前的實際現況為當患者處於躁症狀態時，心情爽快，也因此不會自發性地認為需接受醫師治療，進而出現許多未就醫的情況。現階段推測，此疾病非因特異性格引起，而同樣是神經傳導物質運作失調所導致。

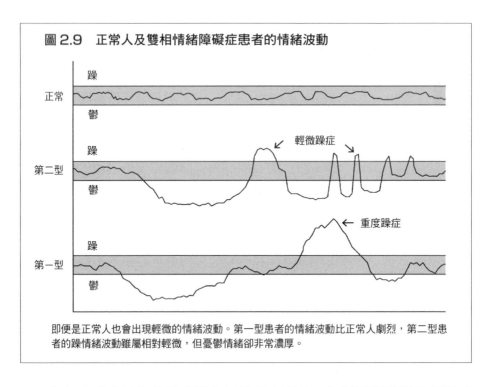

圖 2.9 正常人及雙相情緒障礙症患者的情緒波動

即便是正常人也會出現輕微的情緒波動。第一型患者的情緒波動比正常人劇烈，第二型患者的躁情緒波動雖屬相對輕微，但憂鬱情緒卻非常濃厚。

為何會形成這樣的波動變化目前尚未明瞭，但服用鋰鹽對控制躁症具相當成效。

腦太郎 ：「這邊說的鋰，是指用來做成電池的鋰？」

Dr.Navi：「是的。從很久以前就發現鋰對治療躁鬱症具有成效。第一型雙相情緒障礙症的患者數雖不像憂鬱症那麼多，但罹患輕躁症的第二型雙相情緒障礙症患者數目幾乎跟憂鬱症患者一樣多，今後的研究可說是刻不容緩。」

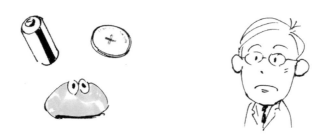

Dr.Navi 醫師小補充　　新型憂鬱症

●雖然時有所聞，但並非正式疾病名稱

最近，「新型憂鬱症」在雜誌或電視上蔚為話題。這些媒體所描述的新型憂鬱症不同於典型憂鬱症，患者對喜愛的事物會展現動力。舉例來說，雖然患者無法工作，卻能出席飲酒聚餐，甚至前往海外旅遊等，對有興趣的事物抱持著積極態度。此外，不同於典型憂鬱症總是充滿自責，新型憂鬱症患者會將所有負面情緒歸咎於他人，總是對周遭的人採取較攻擊的態度。

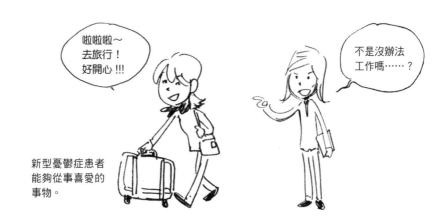

新型憂鬱症患者能夠從事喜愛的事物。

然而，在 DSM 或 ICD 中，既無所謂「新型憂鬱症」的診斷名稱，也不存在公認的判定基準。大眾媒體雖常將此名詞掛在嘴邊，但並不是正式病名。

所謂的「新型憂鬱」普遍被認為是因①憂鬱症初期、②第二型雙相情緒障礙症、③非典型憂鬱症症狀混合而形成。

① 憂鬱症初期

即便是典型憂鬱症，病患在發病初期會從抑鬱情緒產生焦躁感，讓焦躁情緒逐漸嚴重，有時甚至會對周遭人事物採取攻擊姿態。

② 第二型雙相情緒障礙症

雙相情緒障礙症雖有躁症及鬱症的情緒波動，但即便第二型雙相情緒障礙症發病，也不會讓人意識到這是病態的輕躁狀態，而是必須等到明顯的「憂鬱」時期來臨時，才容易被診斷出原來是憂鬱症。因此雖然在鬱症狀態下看起來與既有的憂鬱症沒有差異，但進入躁症狀態時，會表現出憂鬱症所沒有的活動性，進而被視為「新型憂鬱症」。

③ 非典型憂鬱症

當憂鬱症的症狀與為人所知的一般憂鬱症不同時，在 DSM- Ⅳ 或 DSM-5

Dr.Navi 醫師小補充

中被歸類為「非典型憂鬱症」。罹患「非典型憂鬱症」的患者會出現暴食、嗜睡，或長期持續處於輕微憂鬱狀態，即便獲得改善，卻也容易再度復發。

●治療方法

　　針對憂鬱症初期及非典型憂鬱症也須確實進行憂鬱症治療（休養及藥物治療），其中多半需要進行環境的調整。第二型雙相情緒障礙症則會進行開立情緒穩定用藥為主的藥物治療。

　　無論是哪一症狀，多半有可能趨向慢性化，患者在長期與疾病共存的情況下，導致氣力及體力衰退，生活不規律、日夜顛倒等生活節奏大亂的情況更是屢見不鮮，因此確實充分地進行復健為必要之舉。先從早起、享用早餐做起，並漸進式地加入散步及閱讀等活動。

2.4 恐慌症

Dr.Navi：「在心理疾病當中，也有像是『害怕到無法搭乘電車』的疾病。」

腦太郎　：「電車很可怕？如果要說雲霄飛車很可怕，我還可以理解，但電車很可怕這又是怎麼回事？」

Dr.Navi：「這種疾病名為恐慌症，情緒會處在恐慌狀態。身體明明相當健朗，但卻會在像是搭電車時突然發作，並且反覆發生相同情況，為此所苦的人可不在少數。」

腦太郎　：「為什麼會變得恐慌呢？這也是心理疾病？和神經傳導物質有相關嗎？」

Dr.Navi：「沒錯！就讓我們來看看 DVD 吧！」

疾病解說

●發生在毫無預警的情況下

恐慌症是被歸類於焦慮症之下的疾病。在無預警的情況下，強烈的焦慮伴隨著「心悸」「呼吸困難」「眩暈」等恐慌發作。既無特殊原因或預兆，且此類症狀會反覆發生。

恐慌發作的時間相對較短，即便進行檢查也不會在身體上發現異狀，因此常會被誤以為是患者本身想太多，進而誤判成是發作時，身體顯現症狀的疾病。人們罹患恐慌症的機率大約為 2 ～ 3%，屬罹病率相當高的疾病。

而過勞或壓力被認為與發病有高度相關。大多數患者在發病前半年，皆出現承擔強烈壓力的事物或每天持續加班等，長時間讓體力處於消耗狀態的經驗。恐慌症更被證實並非單純因情緒、思考方式或性格所造成的疾病，身體方面的因素反而才是發病主因。在追根究底後，發現是中樞神經系統容易失調的體質所致。

(1) 恐慌發作

疾病
解說　恐慌症其實又可比喻為「能夠欺騙腦部」的疾病，從這點來看便是相當不可思議的疾病。在此就舉搭乘電車通勤路上，疑似恐慌症發作的上班族 P 子小姐為例。

● SCENE 1　初次發作

　　某天，P 子如同往常搭上了通勤電車，在進入電車經過片刻後開始出現異。天氣明明不會很熱，P 子卻開始汗流浹背，感覺頭暈，且心臟怦怦直跳，讓人感覺快要破裂，甚至出現可能會就此死去的恐懼感。

　　P 子好不容易捱到下個車站。下車後，便於月台座椅休息。

　　——經過 10 分鐘即恢復正常。

　　P 子雖然經歷了非常痛苦的體驗，但那劇烈的發作在經過約莫 10 分鐘後，便自然緩解。P 子對於為何會出現此般症狀絲毫沒有頭緒，當天早上身體也並未感到有何不適。

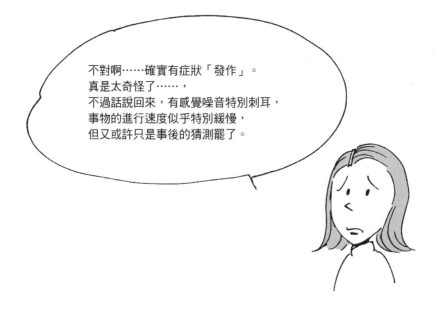

不對啊……確實有症狀「發作」。
真是太奇怪了……，
不過話說回來，有感覺噪音特別刺耳，
事物的進行速度似乎特別緩慢，
但又或許只是事後的猜測罷了。

● SCENE 2　3天後

　　然而3天後，P子又同樣在通勤電車中發作了。當時甚至無法坐在座椅上，而是直接倒臥於地。

　　P子雖然被救護車緊急送往醫院，但在前往醫院的30分鐘期間，症狀又再度緩解。即便仍感覺有些許疲勞，但整體狀態已經恢復。到達醫院後，雖然進行了心電圖等檢查，但並未發現異常。醫師判斷可能是因疲勞及壓力所導致，於是讓P子出院返家。醫師的診斷為「自律神經失調症」＊。

> ＊自律神經失調症：因自律神經運作失調，進而出現全身沉重、容易疲累、眩暈、頭痛、頭重、心悸等諸多症狀，就算檢查也不會發現異常。此外，精神處於緊張狀態，容易心浮氣躁也多半會被稱為自律神經失調症。但詳細診察後，會發現許多案例背後隱藏著憂鬱症、廣泛性焦慮症、恐慌症等各種焦慮障礙症。

〔解說1～2〕　恐慌發作時多半會出現心悸、呼吸困難症狀，因此容易被誤診為心臟疾病、氣喘或過度換氣症候群等呼吸系統疾病。即便進行再多檢查，也得不到合理的病因。若將其置之不理，反而會讓恐慌發作的頻率及程度增加，甚至出現被救護車反覆送往醫院的病患。另外也有不斷尋求檢查，開始前往多間醫院就診的病患，也可以稱為「常換醫師」（doctor shopping）。

　　恐慌症患者在最初便前往精神科就診的人數不超過1成，另有統計指出，7成以上的病患在確診前，有著超過10次前往內科、耳鼻喉科、婦產科等精神科以外科別就診的經驗。女性罹患恐慌症的人數更比男性多出2倍。

(2) 發病機制
●誤觸警報器

　　P子究竟是發生了什麼事？又為何會出現恐慌症狀呢？

　　其實，恐慌發作的原因在於舊腦「腦幹」的藍斑核（圖2.10）上。在第2章也有提到（p.36），腦幹負責生命活動的基本運作，而位於腦幹中的藍斑核便是負責知會身體危險資訊的警報器。

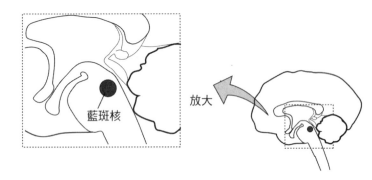

圖 2.10　腦與藍斑核

藍斑核

放大

腦太郎　：「原來是被在自己腦部深處的藍斑核所欺騙啊！」
Dr.Navi：「雖然藍斑核只有紅豆般大小，但可不能輕忽它的存在。」

　　恐慌症患者雖然心臟或呼吸系統都沒有任何問題，但藍斑核卻突然發出危險訊號，即便是錯誤訊息，但仍為危險警報，因此患者會感受到恐懼，身體也會呈現備戰狀態，產生脈搏加快、血壓上升、過度呼吸，血糖也會上升，這些反應被稱為「恐慌發作」。

【恐慌發作時，身體的主要症狀】
　・心悸　　・眩暈　　・呼吸困難　　・胸痛
　・出汗　　・顫抖　　・窒息感　　　・嘔吐（噁心）

●誤觸警報器的理由
　　藍斑核會出現錯誤運作，是因腦內神經傳導物質失調所致。從藍斑核所釋出的正腎上腺素（p.23）過量，導致警報器持續動作，進而讓恐慌發作，因此屬於「欺騙腦部」的幻覺發作。

(3) 治療方法

● SCENE 3　前往精神科求診

　　P 子終於在求診精神科時，被診斷為罹患恐慌症。醫師首先向她說明，恐慌發作時雖然相當痛苦，但不會致死，發病時間大多為 10 分鐘左右，最長也會在 30 分鐘內獲得緩解。

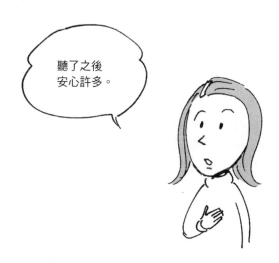

聽了之後
安心許多。

〔解說 3〕　患者接受治療的第一步便是清楚知道「既不是自己想太多、也不是裝病，而是罹患一種名為恐慌症的疾病」，並了解到發病雖然很痛苦、很可怕，但「發病不會造成死亡，只要確實接受治療，便能夠痊癒」。當掌握這些事實後，深受不明疾病所苦的患者便可獲得解套。

● SCENE 4　服用藥物

　　醫師告訴 P 子，恐慌症發病時並不會致死，且藥物治療對預防恐慌發作相當有成效。為了抑制藍斑核中的正腎上腺素過度活動，醫師建議 P 子服用抗焦慮的苯二氮平類藥物做為第一線藥物。此藥物的特徵為顯效速度快，大多數患者的恐慌發作情況在幾天內便可獲得緩解。

　　P 子從前往醫院就診後便開始服用，大約到了第 4、5 天，恐慌發作的次數確實開始減少。

〔解說4〕　在向患者說明不會有死亡危險，使其安心後，接著就是要避免恐慌症再次發作。只要透過服藥控制發作，便能減輕焦慮情緒，目前有幾款能夠有效控制發作的藥物。

　　經過數週的服藥，藍斑核的神經傳導物質近乎恢復平衡狀態，恐慌發作及焦慮情緒也得以獲得改善。

腦太郎　　：「在服用了抗焦慮藥物後，便可在短時間內對恐慌發作產生藥效，這跟憂鬱症的情況相當類似呢。總之，恐慌發作的情況能夠獲得緩解真是太好了！既然是服藥就可以治癒的疾病，這麼說來，恐慌症應該就消失無蹤了吧？」

Dr.Navi：「很可惜地，事情沒那麼簡單。即便恐慌發作獲得緩解，但仍有可能出現擔憂恐慌再發作的情況，要完成擔憂恐慌再發作的治療後，恐慌症才算是真正痊癒。」

(4) 從恐慌發作到恐慌焦慮

　　在患者服用抗焦慮藥物，抑制恐慌發作後，有些人能夠完全獲得緩解，但有些人仍會存在強烈焦慮。這是起因於人類的大腦相當發達，因此恐慌發作會對大腦留下影響。

● SCENE 5　焦慮妨害生活（擔憂恐慌再發作）

　　P子在服用抗焦慮藥物數天後，恐慌發作的次數減少，甚至幾乎完全緩解，看似已經回到正常的生活。

　　然而，P子自身仍抱持著某些問題，那就是心中一直有著擔心不知何時又會發作的焦慮，心情完全無法放鬆。自從通勤時於電車內倒下後，P子雖然想再搭乘電車，雙腳卻怎麼樣也不聽使喚。但為了通勤所需，只好改由多次轉乘公車前往公司。P子對於「雖然症狀已經緩解，但無法回到過往的自己」感到無比憂心。

腦太郎 ：「我懂！我懂！就像職業棒球一樣，如果遇到觸身球時，心情會受到相當大的影響呢。這叫作罩門對吧！」

Dr.Navi：「兩者所探討的層面其實仍有所不同。這並非不善於應付某種事物，而是受神經傳導物質異常影響，產生病態焦慮及恐懼情緒，而造成『無法搭乘電車』的情況發生。」

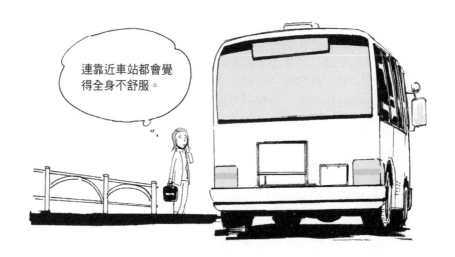

●只靠抗焦慮藥物，無法治癒恐慌症？

讓 P 子所苦的焦慮情緒究竟是什麼？ P 子感受到的焦慮，並非「由於曾在電車上恐慌發作的經驗，因此搭乘電車時，都會感到莫名緊張」的隱隱不安的情緒，而是搭乘電車時所伴隨、令人無法忍受的恐懼，這恐懼必須透過治療緩解。

●恐慌的真面目為何？

恐慌症總是在出乎意料的情況下發作。曾經有過幾次發作經驗的患者便會無時無刻擔心不知何時又要發作，這樣的情緒稱為「預期恐慌」。

發作時雖然非常可怕，但如果身旁有個能夠依靠的人，總是稍感安心。萬一發作了，如果能夠逃到安全處，也讓人較為放心。然而，若發作時身旁沒有能夠給予協助的人，或是在電梯中、高速公路等無處可逃的地方時，那心中的擔憂更是不可言喻。患者便會對於這類型場所感到

恐懼，並盡量避免前往。針對這樣的情緒，雖並非最適切的表現，但在 DSM- IV中，將其稱為「特定場所畏懼症」＊，並將這樣的行為稱作「恐懼症性迴避」。嚴重時，患者可能無法踏出家門。

　　恐懼及擔憂恐慌發作，使得患者陷入憂鬱情緒，採取迴避行為的同時，卻也可能處於日常生活不順狀態。這些壓力形成憂鬱狀態，導致憂鬱症發病的情況可不在少數（恐慌症與憂鬱症共存的比例為 50%）。

　　＊在 DSM- IV中，「特定場所畏懼症」所指的「特定場所」並不是指某個區塊範圍，而是指身旁無人能伸出援手的情況，或被困住無法逃脫的場合。患者大部分的情況是無法前往讓人心生恐懼的地點、不敢一人外出等，因此也會以「外出畏懼症」來形容。在 DSM-5 則是將「特定場所畏懼症」從恐慌症中獨立出來進行更詳細的定義。

●為何恐懼無法消失？

　　如同第 2 章所提到，腦各部位具備不同的功能，但彼此間並非毫無相關，而是具有許多聯繫迴路，形成複雜的網絡。因此藍斑核引起的、引發恐慌症的神經傳導物質失調，就會從舊腦穿過分隔新、舊腦的大腦邊緣系統，並影響大腦額葉的神經細胞

　　恐慌反覆發作的結果波及大腦，並衍生恐懼。而苯二氮平類抗焦慮藥物對治療這恐懼的成效也不夠顯著。

　　對於曾在某段期間經歷過恐慌發作的患者而言，多數人的大腦會陷入血清素不足的狀態。

腦太郎　：「哇……又是血清素不足。」

Dr.Navi：「沒錯，這樣的話，該使用何種藥物呢？」

腦太郎　：「SSRI（圖 2.11）。SSRI 能夠堵住讓血清素的再吸收口，使得突觸間隙的血清素濃度增加！」

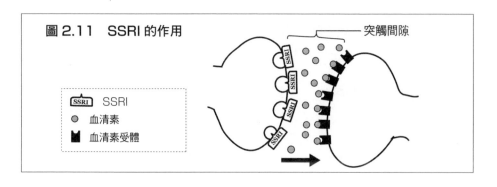

圖 2.11　SSRI 的作用

突觸間隙

SSRI SSRI
● 血清素
◼ 血清素受體

● SCENE 6　服用 SSRI

　　眼看 P 子深受恐懼所苦，醫師選擇開立 SSRI，更向 P 子說明，雖然藥效發揮需要一點時間，但確實能改善目前的恐懼程度。

　　P 子雖然對於需要服用的藥物增加及顯效需要相當時間感到頗為失落，但聽到醫師說能夠確實改善恐懼，便放心許多。SSRI 並非即刻顯效藥物，但事後回首，會發現 SSRI 在當下就好比形成轉換的一個契機。

　　醫師更鼓勵 P 子「雖然不用給自己壓力，但如果 SSRI 發揮藥效，情緒較舒緩時，可以考慮前往車站，嘗試搭乘電車。」

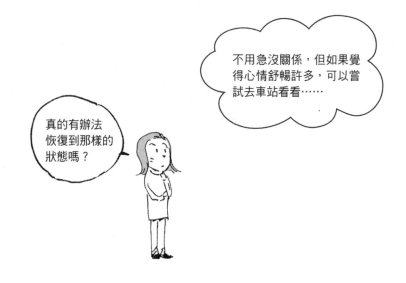

不用急沒關係，但如果覺得心情舒暢許多，可以嘗試去車站看看……

真的有辦法恢復到那樣的狀態嗎？

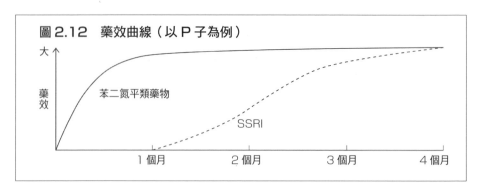

圖2.12　藥效曲線（以 P 子為例）

腦太郎　：「為什麼患者無法立刻感受到 SSRI 的效果呢？」

Dr.Navi：「那應該是因為**焦慮**、**恐懼**是心理作用，而**發作**是身體反應的關係。『心理』作用所產生的焦慮、恐懼並不像是停止身體發作反應那樣地單純。況且，即便藥物顯效速度相當快，並非意味著行為也會馬上改變，因此患者也較不容易感受到藥效發揮（圖2.12）。」

(5) 行為治療

● SCENE 7　從恐懼中恢復

　　P 子所服用的 SSRI 就像慢慢漲潮般地開始出現藥效。一直纏繞揮之不去的焦慮、恐懼情緒逐漸淡去，讓 P 子再度恢復活力。恐慌症已 4 個月不曾發作一事更增加了 P 子的勇氣，現在已經能夠正常地靠近車站購物。即便如此，P 子對於一個人搭乘電車還是感到恐懼。

　　醫師觀察 P 子後，判定 SSRI 的藥效已讓血清素接近平衡狀態，並告訴 P 子，如果要克服目前仍殘留在心中的恐懼，就必須親身了解「即便搭乘電車，恐慌症也真的不會發作」。因此向 P 子提議，當覺得自己已經準備好時，可以在朋友的陪同下，嘗試搭乘電車。

腦太郎　：「這真是好事多磨呢！」

Dr.Navi：「不過，已經離終點不遠了。」

● SCENE 8　訂立細項目標

　　醫師建議 P 子可以再度搭乘電車通勤上班為最終目標，訂出細項的階段性目標。藉由行為，調整心理疾病所產生的病態焦慮心理狀態。這類嘗試恢復既有模式的行為稱為行為治療（參照 p.97）。

目標 ① 與朋友一同搭乘 1 站各站停車的列車，
　　　　 並選擇位於車門附近的位置
　　 ② 與朋友一同搭乘 1 站，並站於車廂中央
　　 ③ 與朋友一同搭乘 2 站，並站於車廂中央
　　 ④ 與朋友一同搭乘 3 站（約 10 分鐘）
　　 ⑤ 獨自一人搭乘 1 站
　　 ⑥ 獨自一人搭乘 2 站
　　 ⑦ 獨自一人搭乘 10 分鐘
　　 ⑧ 獨自一人搭乘快速列車 10 分鐘
　　 ⑨ 獨自一人搭乘快速列車 20 分鐘
　　 ⑩ 獨自一人於尖峰時間搭乘

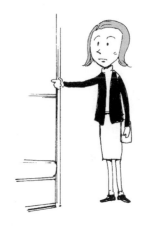

腦太郎　：「好細的目標啊！目標①對 P 子而言，應該很容易吧？」

Dr.Navi：「那才是關鍵所在呢！這是恢復自信所需的過程，因此階段性地完成目標相當重要。」

● SCENE 9　自信油然而生

　　P 子和朋友一同挑戰最初的目標。雖然只有一站，但 P 子順利地搭上了電車，並於下一站下車。即便只是 3 分鐘的過程，但卻讓 P 子的自信油然而生。其後慢慢地挑戰更遠的距離，3 個月後的今天，終於能像以前一樣搭電車通勤。

　　由於恐慌症完全沒有再次發作，因此可以不用再服用苯二氮平類藥物，但在真正克服焦慮、恐懼前，醫師指示仍需持續服用 SSRI。

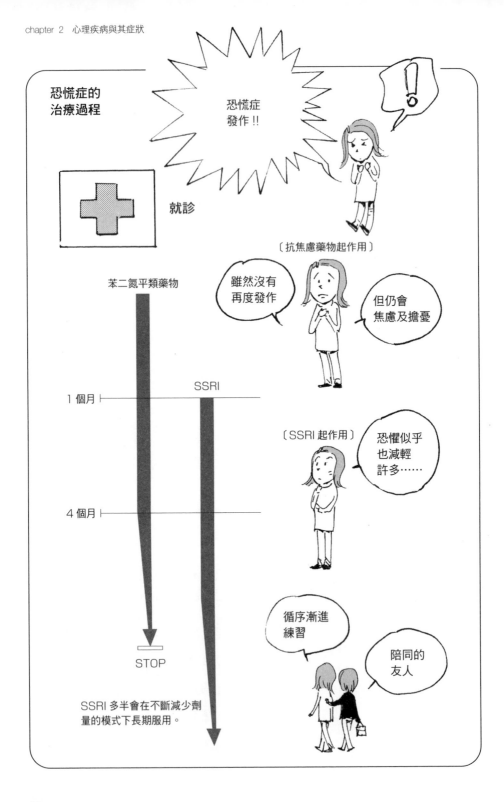

2.5 社交焦慮症

　　針對其他焦慮症，在此列舉社交焦慮症（2.5）及廣泛性焦慮症（2.6）進行說明。這些疾病的原因仍未釐清，但一直有持續發現有效的治療方法。

　　或許有讀者會為尚無法掌握原因，卻能夠找出治療方法感到相當奇怪。但在醫學範疇中，很多情況都是發現疾病後，在臨床的不斷嘗試下找到治療方式，並透過研究治療的作用原理，找出疾病的起因。

　　這些疾病的原因不明往往是因為將其正式定義為疾病的時間相當短暫。即便原因尚未釐清，但至少知道與前述的神經傳導物質作用有關聯。在此請各位讀者先認知到在焦慮症中，存在此般症狀的疾病。

腦太郎　：「『社交焦慮症』……我還是第一次聽到呢……。」

Dr.Navi：「在他人面前要進行某些行為時會產生焦慮，並極度緊張的疾病。由於在社交場合發病的情況特別多，因此被稱為社交焦慮症。」

腦太郎　：「任誰都會有在他人面前感到緊張的情況，不是嗎？」

Dr.Navi：「但此疾病患者的緊張程度卻異於常人。舉例來說，若在會議中被要求發言時，有人會因為緊張，使得心臟劇烈跳動、口乾舌燥、腦中一片空白，完全無法回答問題。還有明明平常就能很正常的對話，但卻無法接聽辦公室電話的案例。」

腦太郎　：「如果這麼嚴重的話，那可是會影響到生活呢……」

Dr.Navi：「是啊。因不喜歡在他人面前發言，而缺席會議；不想讓他人看到用餐時的模樣，因此不去餐廳等，很多時候都會對工作及社交活動造成障礙。」

(1) 症狀

多數的社交焦慮症患者身上可以看到應被稱為「異常畏懼症」的症狀。在他人面前說話時,會出現強烈焦慮及緊張,並陷入混亂。這樣的症狀從以前即被稱為「對人恐懼」或「害怕紅臉」。

此外,有些病患處於居家放鬆狀態時,明明能正常說話,但到了學校等特定場合,卻完全發不出聲音,這樣的疾病稱作「選擇性緘默症」。

還有患者會出現在被他人觀察的情況下,會手震到無法書寫的「害怕公開寫作」症狀。

過去,此症狀被認為屬於個性問題,因此普遍認定是能透過意志力克服。但許多患者即便投注大量的意志力及心思,仍無法改善此情況,進而開始被認定為是一種疾病類群,更有報告指出罹病率約為 2%。

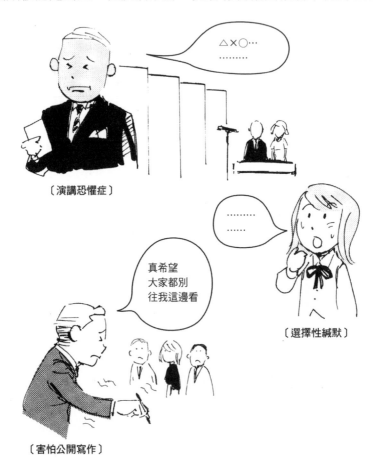

〔演講恐懼症〕

〔選擇性緘默〕

〔害怕公開寫作〕

(2) 治療

近幾年，透過併用有效藥物及行為治療（p.97），讓治療焦慮的成效大幅提升。

目前主要用來克服社交焦慮症的治療方法為認知行為治療。首先，是了解這些恐懼的來源只是因為自己想太多而已，修正認知後，從恐懼較少到恐懼較深的情況，進行階段性挑戰的行為治療，同時又稱為暴露治療（exposure therapy）（基本上與 p.64 提到，恐慌症時的行為治療相同）。

此時，因恐懼過度強烈，而無法進行暴露習題的患者其實不在少數。遇到這樣的情況時，服用能夠減輕恐懼、焦慮的 SSRI，將可讓患者更容易參與暴露治療。

〔克服演講恐懼〕

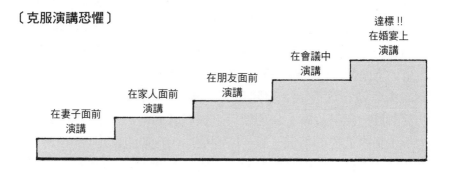

然而，患有社交焦慮症的人可是歷經重重關卡才得以成功就診。除了因為包含醫療從業人員在內的一般社會大眾對社交焦慮症的不甚了解外，此疾病也會讓患者較難去面對不熟悉的人，即便對於自身處境感到困擾，但卻更難忍受登門尋求初次見面醫師的治療（也就是社交行為），進而選擇極力迴避。

社會上雖然有相當多非病態畏懼傾向性格的人，但若程度相對嚴重，甚至讓社會生活產生困難時，則建議須懷疑是否為罹患社交焦慮症，以利早期治療。

2.6　廣泛性焦慮症

焦慮症

(1) 何謂廣泛性焦慮症？

疾病解說

●擔憂情緒不斷浮現，占據整個心頭

廣泛性焦慮症是最近才被發現的疾病。任誰在日常生活中都會有焦慮及擔憂的情緒，但會產生這樣的情緒有其理由與依據，一般大眾也多半能夠忍受其程度。但這邊所提到「廣泛性焦慮症」的焦慮卻是絲毫沒有緣由，突然間浮現於心中。對感到焦慮的對象事物不斷改變，一而再、再而三地出現。

不斷想著會不會發生什麼不好的事情、會不會失敗的擔憂情緒占據心頭，讓心情完全無法放鬆。此時，患者較明顯的特徵，在於以周遭人的角度來看，對日常生活、工作責任、家中經濟狀態、家人及自己的健康抱持著不必要的焦慮。大多數患者本身也清楚意識到無需擔憂這些事情，但就算本人再怎麼說服自己沒關係、沒問題，還是無法控制擔憂的心情。換言之，當出現 1 項杞人憂天的事物後，各種擔憂情緒就會不斷集結而來，讓擔憂之情就像佛珠一樣，完全無法間斷。

雖說患者是杞人憂天，但隨著背負擔憂，也會形成相當壓力。讓患者心浮氣躁，無法放鬆。長期處於這樣的狀態下，會出現容易疲憊、對事物無法集中心思的情況。除了心理症狀，身體也會出現像是肌肉緊繃，導致肩頸僵硬、肌肉收縮性頭痛、肌肉痙攣，並引起難以入睡、淺眠等睡眠障礙症。

廣泛性焦慮症的罹病率約為 3 ～ 5%，屬比例相當高的疾病，且女性罹病的人數較多。然而，因為此疾病前往精神科就診的人數卻相當少，大多數的患者都是針對長期擔憂所造成的身體不適就醫治療，因此就診非精神科別的情況相當多。

此外，仔細觀察因恐慌症引起焦慮症或憂鬱症而前往就診的患者，可發現相當多人同時罹患廣泛性焦慮症。

更有報告指出，在提到自己有「焦慮」情況的患者中，3 ～ 4 成的人皆罹患有廣泛性焦慮症。

(2) 治療

諸多症狀中，身體上的緊張或失眠可以藉由服用抗焦慮的苯二氮平類藥物於短時間內獲得改善。針對連鎖性的焦慮、擔憂，服用 SSRI 後雖然需要一段時間顯效，但仍可預期 SSRI 所帶來的改善。

心理治療中，檢討自己對焦慮、擔憂的承受方式是否有誤，修正認知差異的認知治療（p.103）相當有效。

廣泛性焦慮症的患者由於長年與極度的焦慮及擔憂共存，自己會認為這是與生俱來的性格，而未意識到罹病的可能性。因為預期會有不好的事情來臨，為了避免此情況發生，患者的日常行動範圍會受到限制，使得生活品質不佳。若要治療病態性焦慮，正確認知廣泛性焦慮症可說相當重要。

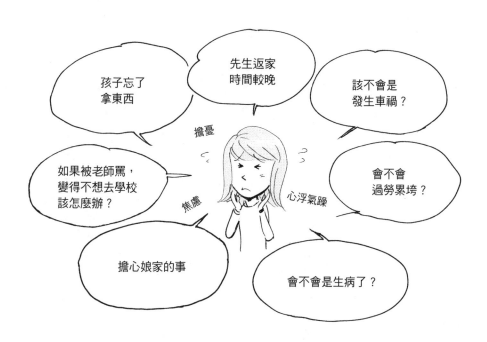

(3) 廣泛性焦慮症案例

疾病解說 以 29 歲的上班族，全子（女性），作為典型案例進行說明。

●全子的案例

全子進入大企業上班後，便相當注意周遭人的看法，避免失敗發生，讓每天的生活都很緊張。注意不在工作上發生失誤、不被同事討厭，總是處於神經緊繃狀態。周圍的人常常會跟全子說「真的可以不用擔心到這種程度」。

全子相當羨慕能夠輕鬆工作的人，雖然全子一再告訴自己，要改掉對還沒發生的事情杞人憂天的習慣，應該等實際發生後，再思考該如何處理，但悲觀的想法卻不斷湧上全子的心頭，揮之不去。

舉例來說，若在公司聽到電話鈴響，就會擔心該不會有什麼壞事要發生。回到家後，也會擔心工作上提交的文件內容是否有誤，憂慮不已。頭痛及肩頸僵硬症狀也隨之而來，讓全子只好就醫尋求協助。

全子被醫師診斷罹患「廣泛性焦慮症」，是個過去不曾聽聞，但卻讓許多人為之所苦的潛在性疾病。

其後，在精神科醫師的治療下，全子終於從病態擔憂的情緒中解放，內心舒坦許多，周遭開始有很多人都覺得全子變開朗、個性出現變化。不過仔細思考，全子的個性並沒有改變，而是向來開朗的性格因過度在意周遭人的目光，反而壓抑了原本的自我。透過治療，全子終於能夠像學生時代一樣，不會感到特別緊張，且在輕鬆情緒中工作。

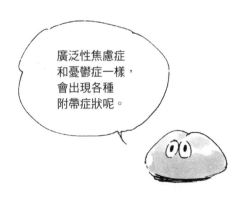

廣泛性焦慮症和憂鬱症一樣，會出現各種附帶症狀呢。

2.7 創傷後壓力症候群（PTSD）

PTSD 係指受到各種原因，對精神上造成嚴重衝擊後，所產生的重症精神障礙症*，可將其描述為在精神層面受到外傷後，所留下的後遺症。

不知各位讀者是否有過當回想起事故或災難等受創經驗時，突然感到全身畏縮的情況。當 PTSD 發病時，患者可能會因回想起受創經驗，而產生嚴重的全身畏縮反應。

> ＊ PTSD 在 DSM- Ⅳ -TR 雖被歸類在焦慮症項目中，但考量是由心理性的原因所導致，因此在 DSM-5 中，與適應障礙症一同被歸類於「創傷及壓力相關障礙症」類群中。

腦太郎 ：「PTSD 是 posttraumatic stress disorder 的縮寫對吧。Posttraumatic 中的 trauma 有外傷的意思，所以外傷性的壓力也稱為 trauma 啊！」

Dr.Navi：「德文『Trauma』的涵意為身體上的傷害（外傷），但在精神醫學上是指由無法應付的極度壓力事件體驗而生，難以輕易治療的心理傷害，因此又稱為心理創傷。」

日本開始注意到 PTSD 是因為阪神、淡路大地震後，許多災民出現災後的身體不適。目前看來，PTSD 多會發生在遭遇重大事故或災害後。然而，造成 PTSD 發病的心理創傷並非取決於事件大小，而須將重點放在本人所承受的衝擊程度，因此即便看似雞毛蒜皮的小事，也有可能是 PTSD 發病的原因。

PTSD 具體的症狀為重複重現創傷情境與夢魘，此時會出現心悸、冒汗、心跳加快等生理反應，以及創傷事件彷彿再度上演的回憶重現（flashback）。當發病次數愈頻繁，還有可能出現失眠或其他身體不適症狀。此時，患者會迴避與創傷經歷相關的刺激，並持續處於失眠、高度戒備的過度警覺狀態。若 PTSD 的症狀持續，還有可能併發憂鬱症。

2.8 思覺失調症 第三類群

Dr.Navi：「繼『情緒障礙症』、『焦慮症』後,我將針對第三類群的『思覺失調症』進行說明。思覺失調症就是以前被稱為『精神分裂症』的疾病。」

腦太郎：「**分裂**?感覺好有畫面啊!讓人有著像是多重人格的神祕印象。」

Dr.Navi：「連你也這麼認為?用**精神**出現**分裂**來形容的話,會讓人有病患的精神狀態就像是分裂般支離破碎的感覺。不過,實際上卻是因精神失調、思覺失調⋯⋯等所造成,跟雙重人格可是毫不相干呢!」

腦太郎：「精神失調?好難體會啊～」

Dr.Navi：「此疾病雖已歷經長年研究,但仍有相當多尚未釐清的部分。」

疾病解說 ●思覺失調症的症狀無法一言以蔽之
　　思覺失調症患者除了會出現幻覺或幻想,還有可能出現他人看來無法理解的奇異舉動,是相當難掌握的疾病。

　　疾病程度嚴重與否所反應的表現更是天差地遠,因此無法將思覺失調症的症狀一言以蔽之。

　　過去,DSM-Ⅳ-TR 從症狀層面為主軸,將思覺失調症區分為妄想型、混亂型、僵直型的三種基本類群,以及未分化型與殘餘型(p.83)。但隨著疾病的進展,往往會出現類群產生變化,或同時存在多個症狀,美國精神醫學會面對無法將各類群疾病進行縝密區分等問題,決定於DSM-5 取消使用上述類群的區分方式。雖然有這樣的前因後果,但在臨床上,醫師們仍持續根據這些分類,選擇治療用藥及評估預後。即便分類方式不甚嚴謹,但在醫療現場仍相當有幫助,本書也將針對各類群予以說明。

　　上述的五種類群中,最為人所熟知的是「妄想型」(paranoid)。一般人對思覺失調症所存在的「瘋狂」及「精神病」的印象可說是全來自於此。首先,就讓我們從思覺失調症中,病患人數最多的「妄想型」說起。

（1）開始妄想

疾病解說 **●會執著於雞毛蒜皮小事**

妄想大多會在不知不覺的情況下出現於患者身上。當開始出現妄想時，患者會極度在意日常生活中發生的小事。

　　舉例來說，患者會認為貓從眼前躍過、鄰居的笑聲、街上人們的目光都藏有不祥的預兆。即便沒有這些情況，有些患者還會出現周遭有股令人害怕、不尋常的氛圍逼近的妄想情緒。當患者的妄想情緒達到高峰時，甚至會產生這個世界即將來到盡頭的「世界末日體驗」。

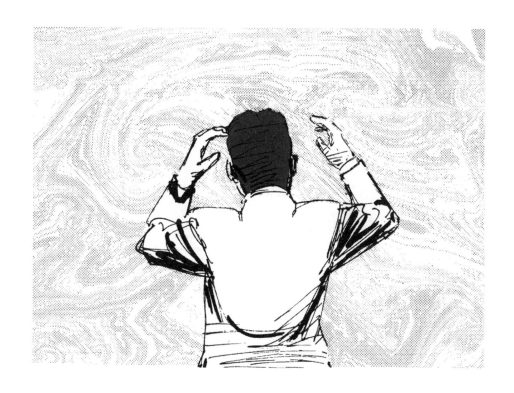

　　腦太郎　：「等……等一下！這也太混亂了吧！會讓我聯想到孟克的畫作」。

（註）孟克（Edvard Munch）；挪威畫家。一生深受精神病態性的憂慮所苦，選擇將內心感受以繪畫呈現，作品《吶喊》（Skrik）最為人所熟知。

●**日漸扭曲的世界**

　　人類其實每天都被各式各樣的資訊所包圍，但對於這些數量龐大的資訊，人們會選擇以「無需在意」的方式處理，藉以正常生活。

　　然而，面對這些包圍著自己的事物，思覺失調症患者卻會有將發生可怕情況的預感，讓身心極度疲勞。

　　在患者身上，有時還會出現以為周遭的人都知道自己內心想法的「思考廣播」，以及感覺周圍一直有看不見的敵人或所有人都在監視自己的「關係妄想」等其他妄想症狀。

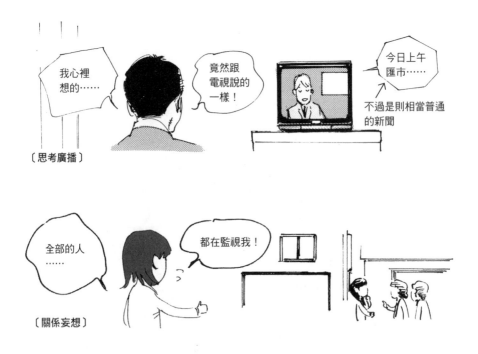

腦太郎　：「『思考廣播』及『關係妄想』！真是怪可怕的命名方式，水準實在有待加強呢⋯⋯」

Dr.Navi：「⋯⋯其實我也這麼認為。不過，思考廣播其實就是將德語的Gedanken（思考）及 ausbreitung（傳播）直譯而成。」

(2) 受妄想所苦的人會出現怎樣的行為？

就讓我們藉由實例為雛型的案例來說明（並非以特定患者，而是將諸多患者的症狀集結於一人為例，進行說明）。妄想型、34 歲、男性、上班族。

● SCENE 1　我被竊聽了？

思覺先生是位具備整合能力，受到上司及同事信賴的人。但從半年前起，開始出現有時會小聲的自言自語，加班時鑽進桌子底下，窸窸窣窣地像是在找東西等許多怪異行為。不過由於工作都能如期完成，加上思覺先生本身個性就有點獨斷，因此同事們就決定不多過問。

然而，一個禮拜前，思覺先生突然表情大變，並多次對著天花板怒吼「不要太過分！可別以為我什麼都不知道！」，在辦公室引起騷動。受到驚嚇的同事們詢問理由後，思覺先生出乎意料地冷靜回答「這幾個月，我都一直被竊聽」。思覺先生並非對所有事情都失去溝通能力，但僅有竊聽一事相當堅持己見，就算同事說服他應該沒有竊聽的情況，思覺先生反倒是氣憤地指責對方。

相當擔心思覺先生狀況的上司雖然有暗示他是否考慮前往精神科求診，但思覺先生卻毫不理會。對此，上司和思覺先生的家人討論並說服他，是否先不論竊聽問題的真假，而是考量思覺先生最近因為失眠，使得身心出現疲勞狀況，應考慮尋求專業意見，終讓思覺先生前往精神科求診。

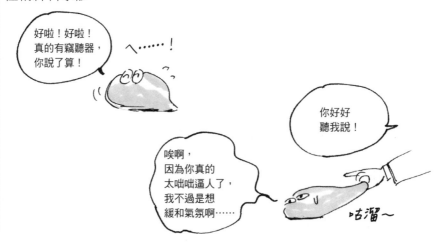

● SCENE 2　醫師問診

　　醫師問診時，思覺先生朝著不同方向，出現點頭的行為。醫師以較大音量呼喊姓名後，思覺先生的目光雖會返回，但在對話的同時又再度飄移，感覺像似在側耳傾聽什麼的樣子。面對思覺先生這樣的情況，醫師反而以沉穩的態度詢問思覺先生「你聽到了哪些內容？」，附和著思覺先生的回答進行問診。

　　根據思覺先生的描述，大約從半年前起，由於思覺先生屬於正義的一方，因此在某椿大陰謀中被監視著。這些進行竊聽的人不時會在思覺先生身邊，以只有他才聽的到的音量說「你啊……還是放棄吧」、「全部都在我們的監控中」之類的話語。思覺先生認為，如果坐視不管，世界將會面臨危機，想要反擊的同時，卻無法得到周遭人的理解，顯得相當孤立無援。聽了思覺先生的話後，醫師以「原來如此」附和地回應，時而插話詢問，以毫不否定的方式認真聽取患者所言。

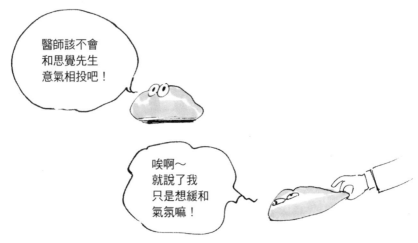

> 醫師該不會
> 和思覺先生
> 意氣相投吧！

> 唉啊～
> 就說了我
> 只是想緩和
> 氣氛嘛！

Dr.Navi：「醫師會選擇傾聽可是有理由的。」

〔解說〕　思覺失調症不易治療的理由之一在於患者本身未意識到自己的行為可能屬於異常。在這樣的狀態下，所表現出來便是「我很好，我沒生病」的姿態。前述的憂鬱症或恐慌症患者都是感覺到自己身心的異常後尋求治療，因此對醫師所言能採取配合態度。但對思覺失調症患者而言，妄想的內容即是現實，當醫師選擇的應對方式錯誤，將有可能被患者視為敵對的一方。

　　但以思覺先生的情況來看，並非所有行為都不可理喻。至少思覺先生接受了家人們的說服，針對身心疲勞部分尋求協助。部分被比喻成住在異世界的患者們在妄想之餘，還是會跟現實世界下連結。因此醫師在面對思覺失調症患者時，會努力去找出患者與現實世界的連結，並極度小心地去維持該連結。藉由保持這樣的互動關係，才能進一步擬訂、維持、推動治療計畫。

● SCENE 3　住院治療

　　在醫師長時間聆聽思覺先生的說明後，以好幾個月都被竊聽，精神狀態一定相當疲累為由，向思覺先生提出了住院稍作休養的建議。思覺先生看起來也放鬆不少，便以休養為由，同意住院治療。

腦太郎　：「原來……，所以醫師才會如此認真聆聽思覺先生所說的內容啊。」

Dr.Navi：「沒錯。但患者的妄想內容會不斷變化，因此要維繫其連結非常困難，需要相當敏銳的觀察力。」

腦太郎　：「所以醫師才會不將竊聽事件定調為妄想，而是不斷向思覺先生強調休養的必要性，終於達到治療目的啊！」

Dr.Navi：「其實許多長期飽受妄想所苦的患者會因孤立無援，而感到疲累不堪。」

腦太郎　：「看著醫療人員對此疾病抱持著正向態度感到很感動，但從思覺失調症的症狀來看，感覺治療會比憂鬱症或恐慌症困難。」

Dr.Navi：「確實如此。即便思覺失調症已經經過長時間研究，但尚未找出有效的治療方法。」

腦太郎　：「唯獨思覺失調症看起來不太像是神經傳導物質所造成，畢竟跟情緒低落、心跳加快不同，感覺複雜許多。」

Dr.Navi：「但其實並非如此，讓我們接著看下去。」

(3) 治療思覺失調症
●思覺失調症也是神經傳導物質出現異常

目前尚未得知思覺失調症真正的發病機制，但已可掌握當腦內邊緣系統釋放出過多的多巴胺時，會出現妄想或幻覺（圖 2.13）。

因此當服用阻斷多巴胺作用的藥物，便可改善妄想及幻覺症狀。氯丙嗪（Chlorpromazine）、氟哌啶醇（Haloperidol）、理思必妥（Risperidone）、奧氮平（Olanzapine）、喹硫平（Quetiapine）及阿立哌唑（Aripiprazole）等抗精神病藥物皆具備此功效。

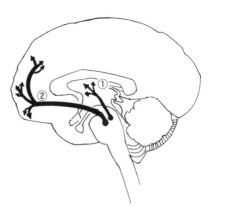

圖 2.13　腦中的多巴胺行進路徑

會釋出多巴胺的神經中，圖示的路徑與思覺失調症有著高度相關。

①中腦邊緣系統
②中腦皮質系統

● SCENE 4　回歸正常

醫師向思覺先生解釋藥物能讓心情舒緩，思覺先生在聽取並接受醫師的說明後，開始服用抗精神病藥物。經過一個月的服藥，思覺先生的幻聽情況隨之消失，也不再提起竊聽一事。

經過約三個月的治療後出院，於家中療養一個月後，便重新返回職場。公司也考量思覺先生的情況，分派了較輕鬆的業務。只要再多給予思覺先生適應的時間，相信不久後便能完全復原。

腦太郎　：「原來如此～。能有治療良藥真是太棒了。不過，即便是妄想，
　　　　　　對本人而言就彷彿是真實情境，因此要治療很困難吧。」

Dr.Navi：「是的，要求不認為自己生病的人依照指示服藥非常有難度。有
些病患還曾經發生覺得有改善便停止服藥，卻又出現剛開始的症
狀，但趕緊再次服藥後，藥物已不像第一次那麼有效。因此持續
服藥是相當重要的，其中也需要周遭人們的協助。」

●**服藥治療的重要性**

　　抗精神病藥物的藥效雖然顯著，但如同方才所述，患者缺乏對罹病
的認知，因此許多病患會自行中斷服藥，以致出現症狀惡化等不樂見的
情況。無論是何種藥物，只要是服藥行為都會讓人感到厭煩，再加上病
患會對長時間服用對精神功能具影響的藥物出現抵抗。然而，站在治療
的角度，「正確服藥」的基本概念是非常重要的課題。

---

column　　　　　　　　　　　　　**抗精神病藥物**

　　為何治療思覺失調症的藥物會稱為「抗精神病藥物」？這是因為過去有
相當長的一段時間，當提及「精神病」一詞時，指的便是思覺失調症（舊稱
精神分裂症）。

　　精神科雖然花費相當多心力於思覺失調症的治療上，但實際成果卻與努
力背道而馳，截至 1950 年代為止，基本上僅完成對眾多病例的「分類」。

　　「抗精神病藥物」終在 1950 年代登場，促成了治療精神病的革命。
隨著抗精神病藥物的改良、新藥的問世，才讓現在有數款治療藥物可供選
擇。

　　經過服藥後，目前約半數的患者症狀獲得緩解，其中一半的人更可自
立，或透過援助，維持社會生活。此外，難以自立融入社會生活的人也透過
服用抗精神病藥物，讓症狀大幅改善。

Dr.Navi 醫師小補充　　妄想的世界觀是來自哪裡？

　　思覺失調症患者發病初期，心中所形成那堅不可摧的妄想讓周遭的人完全無法理解，在人們尚未接觸近代科學以前，會認為那是被附身也無可厚非。

　　然而，旁人乍看之下毫無邏輯可言的妄想其實是由患者本身發病前的知識所組合而成。因此，患者未知的知識內容並不會出現在妄想之中。

　　舉例來說，在 1950 年代是不可能會有患者自稱是披頭四的成員。即便患者主張自己是來自我們尚未經歷過的未來世界，但其實那是由患者根據發病前對未來所抱持的印象建構而成，因此所表現出來的形式會略顯老舊乏味。

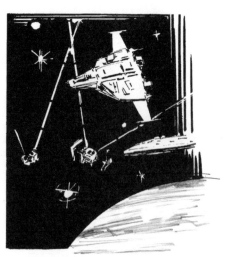

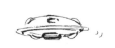

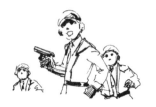

好比在影集中看見的 UFO　　　　好比在大規模製作的科幻電影中所見的太空船

　　妄想型的患者在經過一定時間後，即使至今一直為被害妄想所苦，有時會突然反過來顯現出誇大妄想的反彈行為。主張自己是最高權力者、或是出身相當高貴，這類患者多半會要求符合自己主張的地位的待遇。但在無意間呼喊患者「○○○」的本名時，對方卻又會回覆「什麼事？」，看似仍留有發病前的記憶。另一方面，即便會出現誇大妄想，但有部分患者會出現自稱「是某某明星的朋友」（不是戀人）這般較為含蓄收斂的妄想內容，似乎尚保有發病前的個性。

　　如此一來，即便患者身處於思覺失調症的妄想世界，卻又和現實世界間有著某種程度的連結。

(4) 妄想型以外的類群（根據 DSM- Ⅳ -TR 分類）

●混亂型（disorganized）

該類群的最大特徵為缺乏統整性的對話及行為，同時容易出現不帶情感、不符合場面應有情緒的情況。舉例來說，明明是相當嚴肅的場合，卻出現竊笑或突然大叫，使周遭的人受到驚嚇。

●僵直型（catatonic）

該類群的主要症狀為激烈的運動性興奮，或出現完全相反的靜止及沉默。具體而言，會出現抗拒所有指示、奇特姿勢、反覆的「常同行為」，及直接模仿對方動作或言語的「仿作」或「仿說」。當醫師進行看診，詢問「你叫什麼名字」或舉起右手時，部分患者還會出現模仿醫師，以「你叫什麼名字」回應、或一樣舉起右手的情況。

●未分化型（undifferentiated）

無法診斷為基本的妄想型、混亂型或僵直型時，則歸類於此類群。

●殘餘型（residual）

曾經罹患思覺失調症的患者雖然未出現明顯的妄想、幻覺、對話或行為異常，但卻存在上述輕微症狀，缺乏喜怒哀樂情緒，思考內容不足，一整天沒有想要做任何事情，上述隱性症狀持續的患者便屬該類群。

(5) 思覺失調症的過程

●會出現各式各樣的模式

思覺失調症會出現各種不同的過程模式。有些人可能一生只發病一次，且短期間內便治癒，有些人可能反覆地出現恢復及復發，又有些人可能完全沒有恢復，持續處於發病狀態。

恢復程度也有分為完全治癒、幾乎沒有變化與介乎兩者之間等等，可說是相當多樣。有些人病況會愈來愈嚴重、有些人可能在經過一段時間後，便不再惡化，也有些人可能愈趨緩解。將這些情境組合後，便會形成各種過程模式。

●出乎意料的復原

　　在思覺失調症中，會出現名為「年老緩解」的奇特現象，係指患者於青年期發病後，經過長年治療都沒有成效，卻在年邁之際出現復原治癒的情況。一般而言，疾病這種東西若置之不理，是會隨著時間經過日趨惡化，甚至形成重症。但在思覺失調症的案例中，卻出現未治療的患者能夠自主性恢復的情況。

　　甚至有完全不說話，整天面朝牆壁的典型混亂型患者彷彿從另一個世界回到現實生活，康復出院的案例。年老緩解的現象讓這個疾病更顯奇特。

Dr.Navi：「榮獲 2002 年奧斯卡金像獎，描述天才數學家的電影《美麗境界》（A Beautiful Mind）便是在描述這樣的過程呢。」

腦太郎　：「我知道！就是羅素克洛（Russell Crowe）跟最佳男主角獎擦身而過的那部對吧！」

Dr.Navi：「你腦袋到底都記些什麼東西啊？該說真不愧是人工頭腦博學多聞，還是該用其他方式形容？總而言之，這部電影就是在描述不斷深陷妄想世界的男主角在歷經長時間後，終回歸正常的過程，感覺充滿奧秘對吧！」

腦太郎　：「真的是這樣！隨著年紀增長，這類維持生命的能量不斷減少的同時，卻能夠換來復原的話，那可真和一般疾病完全不同呢！」

Dr.Navi：「這真是精闢的形容呢。無論如何，在面對思覺失調症時，不可有先入為主的觀念，且須深入掌握。」

(6) 對思覺失調症的早期治療

　　目前已證實，儘早治療思覺失調症的預後情況會比延誤治療效果來得佳，因此醫界正積極推廣早期發現，及發病後便儘速給予適當治療的觀念。甚至開始嘗試在發病前便給予支援或治療，預防疾病的發生。舉例來說，將高發病風險狀態定義為 ARMS（at risk mental state）或 UHR（ultra high risk），並檢討心理治療及抗精神病藥物的成效。然而，若要確立預防發病的方法，仍有相當多課題需要解決。

2.9 其他疾病　　　　　　　　　　　　　　第四類群

腦太郎　：「嗯……，感覺在結束思覺失調症的說明後，突然好疲倦啊。第
　　　　　　　2 章最後要談什麼呢？」
Dr.Navi：「要來談談心理疾病四大類群中的最後一個類群，其他疾病。」
腦太郎　：「怎感覺這個類群有點不知所云阿。」

　　最後，要來簡單地說明前述出現的情緒障礙症、焦慮症、思覺失調
症之外的疾病。

　　除了方才 3 個類群的疾病外，還有許多精神科進行研究治療的心理
疾病。順帶一提，在 DSM-5 中，疾病被大致分為 19 個類群。其中，從
兒童便開始發病的疾病與老年人容易罹患的疾病皆被歸類於第四類群。
此類群不像已釐清原因或掌握治療方法的疾病，針對疾病本身的研究與
治療檢討仍不斷進行，有時會調整疾病概念及分類，有時也會開發出新
的治療方法，屬於變化相當顯著的領域。DSM-5 也考量了上述變化，
將兒童期出現的疾病命名為「神經發展障礙症」（neurodevelopmental
disorder），出現於老年人身上者，則給予「認知類障礙症」（neurocognitive
disorder）的新名詞。

(1) 神經發展障礙症

　　有些孩子雖然在智能方面並無出現嚴重的發展遲緩現象，但課業成
績卻老是落後，同時缺乏社會適應力，而這樣的孩童們也常被大眾媒體
拿來剖析探討。這些孩子大多會診斷出罹患有 DSM Ⅳ-TR 的「廣泛性發
展障礙症」或「注意力不足／過動症」。

　　DSM-Ⅳ-TR 中，廣泛性發展障礙症包含有自閉症、亞斯伯格症、雷
特氏症候群（Rett's disorder）、兒童期崩解症等多種項目。

　　在 DSM-5，美國精神醫學會將重點放在這些障礙症基礎中，如
缺乏社會溝通、僅對特定事物感興趣，以及反覆行為模式的共通項目
上，將單一的連續障礙更名為「自閉症類群障礙症（Autism spectrum
disorder；ASD）」。

　　將疾病概念變更為自閉症類群障礙症後，對於研究、臨床及治療會

帶來怎樣的影響，也預期將在不久的未來見分曉。由於目前針對自閉症類群障礙症所掌握的新數據資料仍相當有限，因此本書將根據 DSM-IV-TR，以亞斯伯格症及注意力不足／過動症來探討神經發展障礙症。

①亞斯伯格症

患有亞斯伯格症的人沒有智能上的問題，因此較難被認定為罹患疾病。周遭大多數的人都會將病患視為個性特異的人或怪人。傾向於只說自己感興趣的事物。此外，患者會直接解讀對話中詞句的意思，除了無法理解不同方式的比喻或玩笑外，也難以接收肢體語言這類非言語性的訊息傳達方式，同時缺乏適切表達自我情緒及情感的能力，也使得周遭會覺得這樣的人太過以自我為中心。不僅如此，亞斯伯格症患者缺乏想像力，僅對部分事物感到興趣，且會重複特定行為。雖然缺乏抽象思考能力，但對制式化的背誦卻相當有天分，我們也時常能夠看到可以逐一背誦四字成語、車站名稱、時刻表、運動記錄等內容的患者。

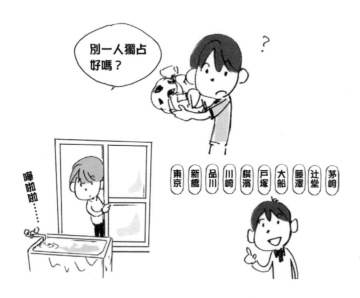

其實，DSM-IV-TR 中包含亞斯伯格症等障礙的廣泛性發展障礙症，或 DSM-5 中的自閉症類群障礙症，皆屬於社會性發展較遲緩的疾病，因此隨著生活情況的調整，將可改善其發展。若能夠儘早接受社會生活訓

練，預後相對良好。雖然此類疾病沒有能夠治本的藥物，但對於2次性衍生的憂鬱狀態或焦慮，仍可透過藥物緩解。醫界在面對這類疾病時，則是站在從旁支援社會性訓練的角度給予協助。

考量成人患者在行為上的特徵，選擇適當的職場便相當重要。這類患者雖然不適合需靈機應變的工作，但對於要遵從固定規則的事務性作業，卻能發揮本身具備的能力。

②注意力不足／過動症（attention-deficit／hyperactivity disorder，簡稱 AD／HD）

腦太郎　：「感覺是很常聽到的名稱。」
Dr.Navi：「沒錯，特別是在教育現場。」

從很久以前就可發現，有些孩童在上課時無法集中精神，甚至難以安靜地坐在位子上。尋求小兒精神科協助的孩童中，約有2成5的人罹患 AD／HD，也就是出現「注意力不足／過動——衝動」症狀。

患有此疾病的孩童雖然對有興趣的事物能夠集中精神，但對於討厭或不懂的事物卻完全不會投注目光，因此學業成績會比應有的智力水準來得低。

這些孩童多半會被周遭的人斥責不夠用功，或被視為不用心聆聽（實際上是沒有辦法聽進去）教導，會反抗他人的問題兒童。然而，注意力不足／過動症的患者不是全然不可理喻，只要充分理解疾病性質，配合對方的步調進行互動，這群孩子們還是能夠說明自己的行為、闡述內心的想法，與外界溝通。

由於患有 AD／HD 的孩童們多半被給予低於實際能力的評價，因此尊重其個性，認同孩子本身擁有的能力，給予鼓勵使其成長的態度便相當重要。給予高度評價，不讓其產生自卑感，將能避免患者在就學後期出現無法參與集體行動等情況。只要周遭的人在這方面多用點心思，大多數孩童的症狀在小學畢業之際，便能獲得緩解。

●成人型 AD ／ HD

　　據說約 2 成 5 的 AD ／ HD 患者在邁入青年後，症狀仍會持續。除了存在難以集中精神、不謹慎的情況外，還會出現遺忘物品，忘記接受的指示或約定，以及經常性遺失重要物品。同時缺乏計畫性，無法排定工作的優先順序，因此在社會生活上出現了各種問題。

　　最近社會終於開始注意到深受這些症狀所苦的成人型 AD ／HD 患者，同時也出現了治療藥物。如中樞興奮劑的哌醋甲酯（Methylphenidate），以及正腎上腺素回收抑制劑的阿托莫西汀（Atomoxetine）皆能夠幫助減緩症狀。在日本，由於哌醋甲酯（Methylphenidate）存在安全疑慮，因此僅能開立給兒童，成人無法服用。

　　成人型 AD ／ HD 患者的生活除了需要支援外，更需根據其特有行為，設定適當的環境。當患者處於寧靜的環境時，缺乏專注力的情況會較輕微。職業的選擇也相當重要，講求協調性的工作對成人型 AD ／ HD 患者而言，或許難以勝任，但若是可依照自我步調的工作環境，便可發揮實力。建議患者可尋求工作教練（Job Coach）*的協助，共同尋找合適的工作。比起長篇大論的說明，此時提出簡短有力的指示將更能得到患者的理解。

　　　*工作教練（Job Coach）：在日本的就業輔導單位中，負責媒合求職者與
　　　企業職缺的角色。

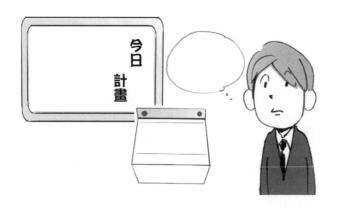

患有 AD ／ HD 的人當中，也是有天才般智商的名人，如愛迪生、愛因斯坦及達文西等，據說都是 AD ／ HD 患者。這些天才的共通點是對有興趣的事物抱持強烈的求知慾，但也極度缺乏社交能力。然而，從他們所留下的豐功偉業來看，與其說是生病，社會大眾反而更將其視為特異類型的才能。

腦太郎　：「嗯……，這樣的話，AD ／ HD 患者又跟不受教的孩子不太一樣囉？」

Dr.Navi：「這還真難回答。被說成不受教的孩子中，確實也存在患有 AD ／ HD 的人。」

腦太郎　：「又為什麼許多兒童患者在就讀國中前就能夠獲得緩解？難不成是青年緩解？」

Dr.Navi：「很不可思議對吧。有人則認為這只是成長過程中的短暫現象。」

(2) 認知類障礙症

在認知類障礙症中包含智力降低或喪失的譫妄、認知障礙症、輕型認知障礙症，依照不同病因細分類型。在此介紹主要的疾病與病因。

●阿茲海默症

1907 年，德國精神病學家愛羅斯・阿茲海默（Alois Alzheimer）在一位失智症症狀呈現慢性進展的死亡女性腦中，發現有一種名為老化斑塊的特有變化。這樣具進展性的失智症被以發現者的名字命名，因而被稱為「阿茲海默症」或「阿茲海默型失智症」。

伴隨著社會高齡化趨勢，罹患阿茲海默症的人數也不斷增加。65 歲的罹病率雖未達 1%，但 75 歲及 85 歲的罹病率分別高達 10% 及 25%，女性罹病率更高出男性。阿茲海默症發病後，會先出現遺忘物品的症狀，隨著程度愈趨嚴重，會開始出現其他智能及判斷力上的障礙，或是外出後迷路，甚至連更換衣物或沐浴等日常生活行為也會出現問題。

在阿茲海默症患者的腦袋中，可以發現一種名為 β-澱粉樣蛋白（β-amyloid）的異常蛋白質所形成的老化斑塊與神經纖維糾結（變

化），因而失去正常神經細胞，導致腦部逐漸萎縮。

　　市場便開發出能夠防止乙醯膽鹼分解，加強剩餘腦部運作，讓記憶力等功能衰退速度得以減緩的藥物來治療阿茲海默症。然而，在病況加劇的同時，藥效也會逐漸消失，因此目前仍無根治阿茲海默症的藥物。

●血管性認知障礙症

　　是在罹患腦中風或腦出血後會出現的失智症類型。有時會伴隨手腳麻痺及語言障礙等神經症狀，有時則會在發生多處輕微堵塞後，開始顯現出失智症症狀。

　　血管性認知障礙症的特徵在於認知功能會呈現漸進式惡化。若要確診是否患有血管性認知障礙症，需透過腦部電腦斷層（p.160）、核磁共振（p.160）檢查確認堵塞及出血情況。

●路易氏體失智症

　　該疾病與阿茲海默症、血管性認知障礙症，被列為三大失智症。在中樞神經系統中，出現了大量名為路易氏體的異常物質。主要的疾病特徵為手腳僵硬或抖動等帕金森氏症狀及出現幻覺。

心理疾病的分類與診斷基準

精神官能症去了哪裡？
亞斯伯格症的人又該怎麼辦呢？

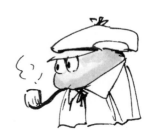

● DSM 與 ICD

　　過去，各國學者在研究心理疾病時，皆採用獨自的診斷基準，因此各國間的研究結果較難拿來相互比較。有鑑於以單一診斷基準較容易進行研究，美國精神醫學會於 1980 年發表了「精神疾病診斷與統計手冊第 3 版」（DSM- Ⅲ；Diagnostic and Statistical Manual of Mental Disorders, 3rd ed.），做為心理疾病分類與診斷依據。世界衛生組織（WHO）也在國際疾病分類第 10 版（ICD-10）中，訂立精神與行為障礙的診斷基準（1992 年）。DSM 及 ICD 便成為現今全球用來進行心理疾病分類及診斷的代表性依據。DSM 較偏向研究目的，目標選擇均一的患者做為研究對象，診斷基準也較為嚴謹，目前的最新版本為 DSM-5（稍後講述）。另一方面，ICD-10 的存在目的則為能被世界各國充分運用，因此較偏向流行病學，診斷基準較沒有 DSM 嚴謹。

　　透過這些基準，讓精神醫學的研究有了顯著發展，並得到許多新研究證據。藉由這些研究成果，再不斷地修正相關內容。

key note

●精神官能症去了哪裡？

第 2 章介紹了「憂鬱症」、「思覺失調症」，以及過去較未聽聞的「焦慮症」等疾病，此時或許有讀者會對怎未看到與**精神官能症**有關的介紹感到疑惑。

正如同各位所知，**精神官能症**中有「育兒精神官能症」、「考試精神官能症」、「青春期精神官能症」等表現，自二次世界大戰後，相關研究便急速發展，在某一世代間更出現「精神科疾病＝精神官能症」的論調，屬相當熱門的範疇。

在精神醫學中，精神官能症等同於「神經疾病」，意指**因心理因素導致身心功能出現障礙**。與症狀相比，是更重視發生原因的定義方式。

精神官能症並未被納入 1980 年所制定 DSM-III 的精神障礙分類診斷基準，目前更已從全球最具公信力的分類基準中消失。

> 腦太郎　：「什麼？感覺像是要發生什麼大事了！為何精神官能症會消失呢？」

首先要來說明 DSM-III 分類的特徵。DSM-III 最大的特徵在於不以「原因」，而是根據「症狀」區分精神疾病。

由於許多精神疾病仍未釐清發生原因，因此無法將所有的精神疾病皆以原因作區分。對此，美國精神科醫師羅伯特‧斯皮策（Robert Spitzer）等人便提倡不以原因，改以實際上所呈現的大致「症狀」進行疾病分類。1980 年版的 DSM-III 便是根據此方針制定而成，列出了醫師們可用來做為診斷基準關鍵的症狀說明。

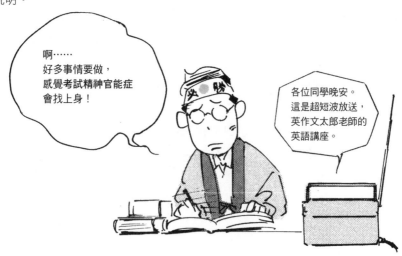

啊……
好多事情要做，
感覺考試精神官能症
會找上身！

各位同學晚安。
這是超短波放送，
英作文太郎老師的
英語講座。

當醫師判斷眼前的患者出現與○○病的診斷基準相符合的症狀時,便可診斷為○○病,因此這樣的診斷方式也被認為相當按部就班。舉例來說,若患者出現憂鬱症診斷基準中所列舉的項目(如下),那醫師便會判斷該患者罹患憂鬱症。

DSM-5 中的憂鬱症診斷基準

A.(1)抑鬱情緒(幼兒或年輕人也可能出現心浮氣躁的表現)、或

(2)喪失興趣或喜悅　出現其中一者。

B. 除了上述 (1)、(2) 外,

(3)體重減少或體重增加(或為食慾減少、食慾增加)

(4)失眠或過眠

(5)精神運動性焦躁不安

(6)容易疲勞或精力衰退

(7)缺乏價值認同、出現罪惡感

(8)思考力、集中力衰退/難以作決定

(9)反覆思考死亡、出現自殺意念及自殺企圖

出現 5 個以上的上述項目,並持續超過 2 週。

〔根據 DSM-5, American Psychiatric Association 2013〕

腦太郎 　:「『需出現 5 個以上的症狀,並持續 2 週』這樣的判定方式,與其說非常具實務性,還不如說是太過制式化。」

Dr.Navi:「不過,準確率可是相當高呢。再者,疾病的定義明確,也提升了資訊交流的便利性,讓治療方法得以不斷進步。」

DSM- III 的診斷依據定調後,不就讓精神官能症(神經疾病)不知何去何從嗎?精神官能症是以原因區分疾病名稱,在 DSM- III 便無用武之地了。但卻仍是有精神官能症的患者存在啊!精神官能症的形成背景多半有焦慮層面,因此根據呈現出來的焦慮症狀,大多數的精神官能症患者皆被重新分類至焦慮症的項目中(參照 p.27)。

腦太郎:「嗯……,雖然不能再聽到過去相當熟悉的名詞,但這也意味著精神醫學的一大突破對吧!」

key note

Dr.Navi：「沒錯。目前的 DSM 也持續不斷地進行修訂。再過幾年，可能會出現『不知道什麼是精神官能症』的醫師呢……」

● DSM-5 中的修改內容

2013 年 5 月，DSM 睽違了 19 年，從 DSM-IV 修訂為最新版本的 DSM-5＊。ICD-10＊則預計在 2015 年發表修訂版本。

在此針對 DSM-5 中的修改內容進行說明。除了精神障礙症的大分類出現變動外，更新追加了數個章節主題。

接著將針對主要的障礙症進行說明。

站在重視發展性觀點，將幼兒期至青年期間首度診斷出的障礙症歸類為「神經發展障礙症」。

思覺失調症中增加「思覺失調症類群及其他精神病症」大分類。

不再使用情緒障礙症一詞，將 DSM-IV-TR 中的情緒障礙症分為「雙相情緒障礙症」及「憂鬱症」。

雖保留「焦慮症」一詞，但變更了該範疇內的障礙症項目。除了追加「特定場所畏懼症」、與強迫症分家，更新增「強迫症及相關障礙症」項目。創傷後壓力症候群也以「創傷及壓力相關障礙症」的新名稱另作分類。身體上的障礙症變更為「身體症狀障礙症及相關障礙症」，睡眠障礙症變更為「睡–醒障礙症」、物質相關障礙症則變更為「物質相關及成癮障礙症」。

針對譫妄、dementia（癡呆）等認知類障礙症，由於 dementia 包含諸多病態的障礙症，因此不再使用此名稱，另訂出智能下降、喪失為特徵的「認知類障礙症」。然而，日本早在 DSM-5 發表以前，便以「失智症」取代 dementia（癡呆）一詞。

＊ DSM-IV 發表於 1994 年，其講義修訂版本（DSM-IV-TR）則於 2000 年發表。

＊ IDC-11 於 2018 年發布，2019 年由世界衛生組織批准，於 2022 年生效。

心理治療（精神治療）

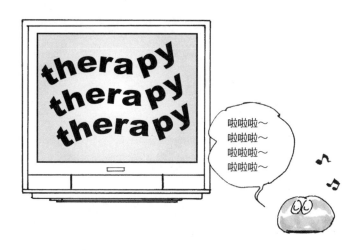

在心理疾病的治療範疇中，心理治療，也就是運用心理結構所衍生的治療方法種類相當多元。然而，心理治療與精神治療意指相同的內容。

腦太郎　：「Navi 醫師，精神科醫師真的好厲害呢！讓我刮目相看。」

Dr.Navi：「怎麼啦？為何會突然提到這個？」

腦太郎　：「我在影集裡面看到的。精神科醫師能夠完全說中患者潛藏在內心深處的問題，不僅可以解救患者，還可以輕易解決諸多難題呢！太厲害了。」

Dr.Navi：「的確，出現在影集的精神科醫師中，確實有像天才偵探或心理分析師這樣的角色。可能也是因為佛洛伊德為精神分析帶來的較明確印象吧！有許多醫學系的學生更是抱持著這樣的印象，選填精神科。然而，精神科醫師並非擁有異於常人的能力，我也不例外。」

腦太郎　：「那麼說來，讓患者躺在長椅上，處於半夢半醒狀態，接著跟患者說『讓我們來回想一下小時候』又該怎麼解釋？那不就是心理治療嗎？」

Dr.Navi：「那個稱為精神分析治療，與今日被廣泛運用在精神醫學臨床的心理治療差異甚大。這樣好了，讓我們透過觀賞 DVD，了解何謂心理治療吧！」

3.1　心理治療

　　一共有 200 種！若讀者們聽到心理治療有如此多種類，想必是驚訝不已吧！心理治療係指利用心理架構的治療方法，目前在醫療及相關範疇有相當多元的心理治療方法。

　　精神科實際執行的心理治療是利用心理的基本原理，確實達到改善疾病的目的。目前與佛洛伊德所提出的精神分析（p.118）幾乎不存在任何關連。

　　心理治療中最具代表性的項目為「行為治療（p.97）」、「認知治療（p.103）」及「人際心理治療（p.110）」。這些方法都被證實有效果，在日本國內也隨之受到運用。其他還有自律訓練法、森田療法、箱庭療法、諮商等方式（參照 p.117 表 3.1）。

3.2　行為治療

(1) 設定階段性目標

　　行為治療是讓病患因心理疾病而產生的畏懼心理，透過行為予以調整，並使其恢復。請回想一下第 2 章所提到，患有恐慌症的 P 子（p.56）。P 子雖然透過藥物治療，讓恐慌症不再發作，但仍進行了治療剩餘的預期焦慮及迴避行為之訓練（設立階段性目標搭乘電車訓練），這便是行為治療的案例之一（圖 3.1）。P 子藉由一步步完成階段性目標，終於達成最終目標（搭乘電車通勤）。

　　在行為治療中，會在無法達成到順利達成的過程中，設定細微的階段性目標並慢慢地克服。這樣的目標設定方式或許會讓讀者有在兜圈子的感覺，但盡可能地降低階段性目標差異是行為治療成功的祕訣。

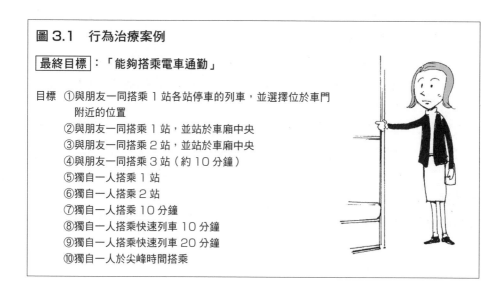

圖 3.1　行為治療案例

最終目標：「能夠搭乘電車通勤」

目標　①與朋友一同搭乘 1 站各站停車的列車，並選擇位於車門
　　　　附近的位置
　　　②與朋友一同搭乘 1 站，並站於車廂中央
　　　③與朋友一同搭乘 2 站，並站於車廂中央
　　　④與朋友一同搭乘 3 站（約 10 分鐘）
　　　⑤獨自一人搭乘 1 站
　　　⑥獨自一人搭乘 2 站
　　　⑦獨自一人搭乘 10 分鐘
　　　⑧獨自一人搭乘快速列車 10 分鐘
　　　⑨獨自一人搭乘快速列車 20 分鐘
　　　⑩獨自一人於尖峰時間搭乘

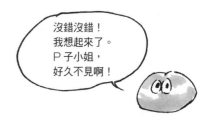

沒錯沒錯！
我想起來了。
P 子小姐，
好久不見啊！

(2) 培養達標的決心

　　會訂出差異甚小的階段性目標，是考量到患者在強烈的預期焦慮下，將難以一口氣達成最終目標。然而，考量的因素不只如此。另外更希望患者即便花費相當多時間，仍能確實地達成目標，也就是培養「達標的決心」。

　　恐慌症發作時，身體會伴隨著劇烈反應，因此對患者而言，會留下相當恐怖的記憶。但無論是怎樣的記憶都不可能永遠強烈地刻劃在腦海中，只要不斷讓成功完成習題的新記憶覆蓋舊記憶，過去所經歷過的恐怖體驗記憶便會被束之高閣。當新的「達標記憶」凌駕了舊記憶時，便離順利完成行為治療的終點相去不遠。

3.3　強迫症（OCD）與行為治療

腦太郎　：「強迫症的強迫是什麼意思呢？如果是指脅迫他人的強迫，那我還能夠理解。」

Dr.Navi：「強迫與脅迫的意思雖然頗為相似，但在醫學範疇中，『強迫思考』中的強迫是指想要揮去自我心中所浮現的情感或想法，卻事與願違的狀態。」

腦太郎　：「明明是自己的心理，為何不能順自己的意呢？」

Dr.Navi：「那是因為神經傳導物質的運作不足，讓焦慮，也就是病態擔憂情緒占據整個心頭。」

腦太郎　：「怎麼又是神經傳導物質啊！！」

Dr.Navi：「神經傳導物質的失調，將可能會讓人出現異常強烈的焦慮。」

(1) 何謂強迫症？

●「被迫」或「反覆行為」的類群

　　強迫症（obssesive compulsive disorder；OCD）在 DSM-Ⅳ-TR 中，雖被歸類於焦慮症類群，但在 DSM-5 則與「被迫」或「反覆行為」為主要症狀的障礙一同被歸類在「強迫症及相關障礙症」類群中。

　　強迫症症狀雖在過去的精神醫學界便為人所知，但罹病率卻相當

低。實際上，強迫症是相當常見的疾病（罹病率為 2%，也就是 100 人當中，有 2 人患有強迫症），並找到了相當有效的治療方法。以藥物治療搭配行為治療，將可提高成效。

疾病解說 ●**即便心想不可以再繼續了，卻怎樣也停不下來**

罹患此疾病的患者心中會湧現討厭的強迫思考（思考＝浮現於腦中的想法），為了排除此想法，患者會反覆進行如「洗手」等強迫行為。由於患者過度擔憂，若不徹底洗淨雙手，將有可能生病，因此無法停止洗手行為。

在此舉出數個強迫思考及行為案例：

①**對清潔程度過度執著**（此類型的患者數最多）

「樓梯扶把、欄杆等許多人碰觸過的地方不可以手觸摸」

「不斷清洗雙手、身體、衣物等」等。

②**反覆進行確認行為**

「擔心門窗是否上鎖、瓦斯開關是否拴緊，不斷地進行確認」等。

③**儀式性行為**

「不斷重複不必要的數數、不停複誦自己才懂的咒語或儀式」等。

主要為上述三種行為表現。

其他除了「儲物症」（覺得未來可能會需要用到，因此留下大量的舊廣告傳單）外，還有「開車時不停擔心一個不注意可能不小心撞到他人」等妄想，表現類型相當廣泛。

強迫症的特徵在於患者本身也相當清楚知道，這樣的強迫思考及行為是不必要且不合理的。若只是單純比較神經質，或堅持某些原則的話，還可以歸咎成是個性問題，但若患者已嚴重受到強迫思考或行為所苦，甚至無法正常生活時，就成了必須治療的疾病。

然而，上述的強迫症也被推測與腦內神經傳導物質的失調有著相當大的關聯。

疾病解說 **(2) 強迫症案例與治療**

讓我們透過案例看看強迫症患者會出現怎樣的症狀，又需要採取怎樣的治療。

●無法停止洗手行為

從幾年前開始，洗洗女士便非常仔細地清洗雙手。雖然想不太起來為何會變得如此勤於洗手，但結完婚，開始做家事後，就發現自己相當頻繁地洗手。此外，清洗的時間更是特別長。只要開始洗手，有時還會洗超過 1 小時，也因此雙手變得非常粗糙。雖然洗洗女士自己也認為沒必要洗到這樣的程度，但不洗手的話，就會變得焦慮不已，此時又受情緒所趨，讓自己長時間洗手的頻率愈來愈高。逐漸地，洗洗女士的丈夫察覺有異，建議洗洗女士前往精神科就醫。

●醫師診斷

醫師詢問洗洗女士洗手時的心情，以及若不洗手的話，又認為會發生什麼事情。洗洗女士回答，她自己也相當清楚知道這是過度行為，但若不洗手的話，就會覺得不乾淨，感覺會生病。強迫症的特徵在於患者本身會意識到「自己的行為屬過度行為，是不合理的」，在洗洗女士身上也可看到此表現。

您不洗手的話會感到焦慮，
但若真的不洗手，
您覺得具體來說會發生
什麼事情呢？

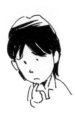

我當然也知道照理來說，
不會發生任何事情，
但就是覺得如果不大洗一番，
就無法除去髒污，
這樣就可能會生病……
令我擔心不已。

醫師診斷後，認定洗洗女士患有強迫症，並訂出減少洗手時間的訓練——行為治療計畫。首先，為了掌握洗手的現況，醫師建議洗洗女士記錄為期 1 週的洗手次數、時間長短以及洗手的理由，並同時開立 SSRI 做為治療藥物，讓洗洗女士的強烈焦慮得以減緩。

●記錄問題行為

返家後，洗洗女士依照醫師指示，邊服用 SSRI，邊記錄到下次回診期間 1 個禮拜的洗手次數及時間。

透過記錄得知，洗洗女士週一至週五當丈夫出門上班後到傍晚期間，一定會出現洗手 1 小時左右的情況，每天就寢前也會洗手 30 分鐘以上。然而，做完家事、如廁後，或外出返家時的清洗時間卻為 5 ～ 10 分鐘以內，雖然比一般人的清洗時間來的長，但與早晚的清洗時間相比相對短暫。

●透過紀錄掌握情況，訂定第一目標

醫師看完紀錄後，便提議洗洗女士先縮短從上午～傍晚的長時間清洗，其餘時段則不受限制（第一目標）。這樣的做法是為了讓洗洗女士意識到，當丈夫即將返家時，就表示自己可以隨心所欲的洗手。然而，就算是在不受限制的時段，洗洗女士在下午的洗手時間也沒有持續增加。

計畫表　　●第 1 目標●

①上午～傍晚的長時間洗手縮短為 55 分鐘，其餘時間不受限制。
　（若連續 4 次皆達標，便可進入下一階段）

在服用 SSRI 尚未開始出現藥效的兩週期間，醫師並未要求洗洗女士有明顯的進步，而是將目標維持在上午～傍晚的長時間洗手不得超過 55 分鐘。透過刻意設定容易達成的目標，讓洗洗女士能夠感受到達標的成就感。

醫師更向洗洗女士的丈夫叮嚀，當洗洗女士達標時，務必給予獎勵。對此，洗洗女士的丈夫在洗洗女士達標時，都會贈送小禮物，讓洗洗女士陳列在浴室洗手台做為裝飾品。

●朝第二、第三目標邁進

洗洗女士雖然好幾次都忍不住洗手超過 1 小時，但終於在第 8 天達成了第一目標。

對此，醫師設定了第二目標。將第一目標的 55 分鐘縮短為 50 分鐘。

> 計畫表　　●第 2 目標●
>
> ②上午～傍晚的長時間洗手縮短為 50 分鐘，其餘時間不受限制。
> 　（若連續 4 次皆達標，便可進入下一階段）

第二目標對旁觀者而言，可說沒什麼挑戰性，這次洗洗女士更是一次就達標，並養成了達標的決心。此時，SSRI 也開始出現藥效，讓焦慮情緒舒緩許多，洗洗女士也開始加快達標速度，成功地完成了第三目標及第四目標。

> 計畫表　　●第 3 目標以後●
>
> ③ 上午～傍晚的長時間洗手縮短為 30 分鐘，其餘時間自由。（×4 次）
> ④ 上午～傍晚的長時間洗手縮短為 10 分鐘，其餘時間自由。（×4 次）
> ⑤ 晚上的長時間洗手縮短為 10 分鐘。（×4 次）
> ⑥ 晚上的長時間洗手縮短為 7 分鐘。（×4 次）
> ⑦ 所有的洗手時間皆縮短為 5 分鐘以內。（×4 次）
> ⑧ 所有的洗手時間皆縮短為 2 分鐘以內。
>
> 達標

就這樣，兩個月後洗洗女士的問題解決了。浴室洗手台則陳列著 8 個裝飾小物。

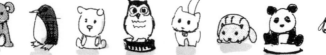

腦太郎 ：「從開始到達標的階段目標分配相當不平均耶！這是為什麼呢？」

Dr.Navi：「最剛開始的目標是為了讓病患體驗成功，因此對洗手超過 1 小時以上的洗洗女士設定了 55 分鐘的目標。這是為了讓患者體會到『只要執行了，便可達成』。」

腦太郎 ：「原來如此，這可是相當重要對吧！不過，第 2 章罹患有恐慌症的 P 子是等到 SSRI 的藥效發揮後才開始進入行為治療，為何洗洗女士是同步展開呢？」

Dr.Navi：「也有病患是等到藥效發揮後才開始執行目標。但這麼一來，患者可能就會覺得是因為藥物治療才得以消解症狀，屆時若要結束用藥治療，將可能花費相當長的時間。就長遠思考方式來看，讓患者意識到戰勝疾病的是自己的意識而非藥物便相當重要。」

腦太郎 ：「嗯～訂立治療計畫看來必須考量相當多的因素呢。」

Dr.Navi：「我試著彙整了行為治療的內容（圖 3.2）。」

圖 3.2　何謂行為治療

【步驟】
　　①客觀分析問題行為
　　②細分問題，從難度較低的項目逐漸朝向難度較高項目邁進
　　③營造能讓訓練易於持續進行的環境
　　④向病患報告成果，對於表現優異時給予獎勵

【治療對象疾病】
　　焦慮症、厭食症等

3.4　認知治療

(1) 何謂認知治療

　　認知治療為美國 1960 年代所提倡的心理治療，在日本則於 1980 年代後期普及。

　　「認知」一詞的涵義較難明確陳述，在此建議可以理解為「對事物的看法或解讀」。換言之，認知治療便是將患者對事物「看法」、「解讀」有誤的部分予以修正，目標治癒疾病或防止再發的自助法之一。

對於平常性格憂鬱，思考方式悲觀，在社會生活中容易感受壓力的人，或是處在恢復期的憂鬱症患者，在朝向回歸社會努力的時期可說是成效顯著。

(2) 你的思考方式「十之八九」是錯誤的？

「看法」、「解讀」錯誤究竟是指什麼？此方法的發明者貝克（Beck）列舉出下述六項憂鬱症患者典型的「認知」（看法）錯誤：

①自我擅自臆測
②選擇性抽象化
③過度一般化
④誇大及矮化
⑤個人化
⑥絕對性思考、二擇一思考模式

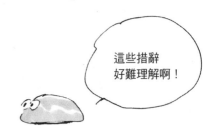

這些措辭好難理解啊！

〔出自「憂鬱症的認知治療」Aaron Temkin Beck、日譯 坂野雄二〕

讓我們參考這些項目，具體舉例看看吧！

1）即便在判斷事物上沒有具體的依據，卻會完全朝著自己認為的方向思考。

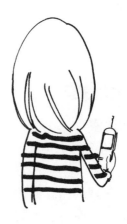

我已經 1 個禮拜
沒有接到電話了！

（結論）一定是對方討厭我！
➡明明有可能是對方太忙，因此無法致電……

2）將所有心思都放在自己在意的事物上。

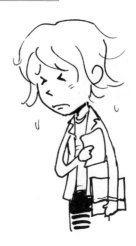

沒帶傘出門，
結果被雨淋溼。

（結論）出門遇到了倒楣的事。
　➡對於其他具意義的事物絲毫不感到喜悅，完全將焦點放在被雨淋溼一事上。

3）只用一件事情對所有事物下結論。

考試成績不佳

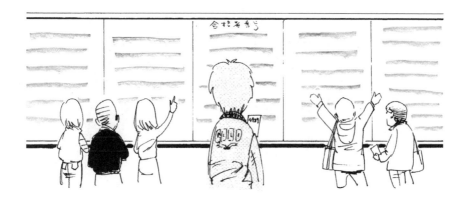

（結論）自己這輩子都不會有好事發生。
　➡不過是考試失敗，應該不至於影響自己未來的人生吧？以不足的判斷材料妄下
　　結論。

4）面對許多事物時，過度放大檢視壞事，對於好事則毫不在意，或給予低評
　　價。

英文分數不佳。
　（結論）英文沒考好，
完全不知道該如何是
好。

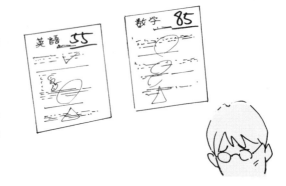

數學分數高。
　（結論）只是僥倖考了
高分，下次考試一定會
考不好。

　➡放大檢視壞事，對好事不給予正面評價。

5）將所有負面事物皆與自己作連結

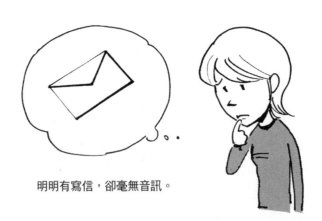

明明有寫信，卻毫無音訊。

　（結論）自己一定在不知覺的情況下寫了傷害對方的內容。糟糕！該怎麼辦？
　　➡不會聯想到或許因為對方外出，尚未看到信件；忙碌導致沒時間回信；
　　　或是不太會寫信等理由。

6）認定自己只有 YES 或
　　NO 兩個選擇。

升職不順利。

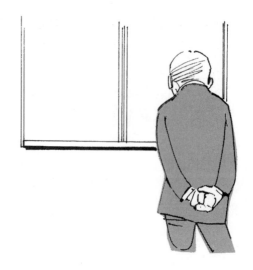

（結論）自己已經完蛋了，必須辭掉工作。如果不是滿分，就絕對不行。
　➡不會站在即便沒有升職，但成績變好，可以期待下次機會的角度思考。

　　參考這些項目，回首自己最近的生活，是否發現自己也曾出現相同
的情況呢？
　　「過慮」或「想太多」常常會出現在日常生活中。無論是誰，想必
都曾遇過這些情況，或是出現複數個狀況的時候。

腦太郎　：「我也常會出現剛開始就想放棄，不抱希望的心情。從最初就有
　　　　　這樣應該不行，那樣應該也沒辦法的觀念，會認為只要稍微有放
　　　　　棄的想法，即便結果事與願違，還是可以減輕受到的衝擊。不過，
　　　　　如果過度悲觀思考的話，會感覺整個世界都變得黑暗無比。」
Dr.Navi：「真的是這樣沒錯……。如果讓放棄養成習慣，那麼就會陷入『錯
　　　　　誤認知』當中。這時可以想想『打起精神來』這首歌的歌詞中所
　　　　　提到的**人生並不是你想的那麼糟***。」

　　　　　　　　　　　　　　*竹內瑪麗亞作詞「打起精神來（元気を出して）」

(3) 憂鬱症「認知治療」的展開形式～ column 法

　　在認知治療中，會將這些一整天在腦中所出現的錯誤認知事件彙整成筆記。此時最重要的，便是對於每一個事件花費些許時間寫下對該事件的印象，並試著檢討。詳細書寫的方式稱為 column 法。

　　讓我們來看看下面的事件吧。

●被課長忽視

　　如同往常般出勤的 B 先生在對課長打招呼時，對方卻眉頭深鎖，直望向窗邊未給予回應。

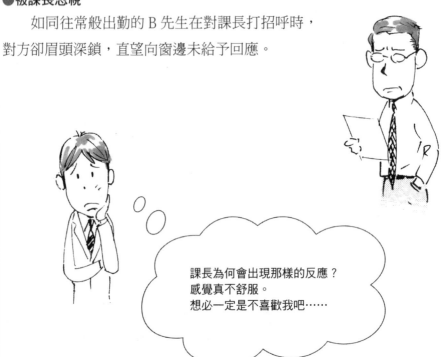

課長為何會出現那樣的反應？
感覺真不舒服。
想必一定是不喜歡我吧……

●將自己的感受寫於筆記本中

　　課長對 B 先生的反應怎麼想都知道沒有特殊涵意，但 B 先生卻不斷思考各種原因，搞得自己鬱鬱不樂。返家後，B 先生針對今日課長的態度立刻於筆記中寫下感想，接著盡可能的刻意列出與最初想法不同，站在不同角度思考的想法。

〔當下瞬間的感受〕

明明跟課長打招呼，對方卻眉頭深鎖，目光也沒有轉過來。

→「課長是故意忽視我的！看來課長不喜歡我。」

〔與最初感受不同的想法〕

①「課長可能因為其他工作，導致心情不好」

②「課長可能因為最近比較忙，加班也多，導致太累」

③「可能單純是因為時間點不好，使得課長沒有注意到我在跟他打招呼」

再重新朗讀一次。

①「課長可能因為其他工作，導致心情不好」

②「課長可能因為最近比較忙，加班也多，導致太累」

③「可能單純是因為時間點不好，使得課長沒有注意到我在跟他打招呼」

讀者有什麼看法呢？最初「課長是故意忽視我！看來課長不喜歡我。」想法與其後列出的 3 種想法相比，前者的思考方式依據略顯薄弱，情況非常類似貝克提到 6 個項目中的①「自我擅自臆測」（p.104）。

腦太郎　：「原來如此……，冷靜思考後，發現最初的想法會讓人有一直急著下負面結論的印象，反觀③似乎比較合理。實際上是否真的如此雖然不得而知，但至少這樣的思考方式會讓自己比較輕鬆。」

Dr.Navi：「透過這樣的步驟，讓患者發覺自己有既悲觀、又偏差的錯誤（認知扭曲）思考方式，這也是修正錯誤的重要關鍵。對於想法悲觀、社會生活痛苦的人是相當有效的方法。」

腦太郎　：「嗯～不過，第一步驟感覺好繁瑣，患者真的會認真寫在筆記本中嗎？更何況，真的有可能是課長討厭 B 先生也說不定。或許患者本身的情緒會輕鬆許多，但這樣的方法真的有效嗎？我非常懷疑……」

Dr.Navi：「你看，這就是妄下結論！（主張認知治療的人多半會抓準這樣的瞬間，以半開玩笑的態度回應。）」

腦太郎　：「嗯？但被你這麼一說，我反而覺得你是在挑我毛病，又沒辦法反駁你，感覺很不舒服耶。」

Dr.Navi：「唉啊，那真是不好意思，我會好好反省。」

Dr.Navi 醫師小補充　　認知治療是否真有效果？

　　認知治療就真的對所有對象、所有案例都絕對有效嗎？其實，效果是因人而異。刻意於筆記中寫下不同的想法，對於能夠從中獲得舒緩情緒的人便是好方法，但對沒有這樣體認的人，就稱不上是適當的方法。

　　若診療端認定一定會有顯著成效，當效果不如預期時，就有可能會認定是患者的方法錯誤、努力不足，一味地指責患者。但這明明是用來協助患者的方法，若出現這樣的情況，便是本末倒置。因此若患者本人自認有其成效，便可持續執行；若本人認為沒有成效，那停止執行此治療也無傷大雅。

　　提出認知治療的貝克自身也不斷強調，急性憂鬱症患者仍需要藥物治療。

3.5　人際心理治療（Interpersonal Psychotherapy）

　　人際心理治療為美國杰拉爾德·L·克勒曼博士（Gerald L. Klerman）等人所提出的精神治療，對於改善鬱症相當有成效。釐清生活上變化對人際關係問題與抑鬱症狀間的相關性，並找出處理問題的方法。有問題的人際關係並非過去的人際關係，而是現在的人際關係。會形成問題的範疇為死別所產生的悲傷、畢業／就職／結婚等角色轉變、對於扮演角色的爭論、缺乏人際關係。當無法順利跨越死別所帶來的悲傷時，就必須鼓勵患者表達出對死別的情緒，並重新建立與亡者間的關係。若問題在於角色轉變時，治療策略將會著重在讓患者針對舊角色及新角色各自的正面及負面表現取得平衡。

　　人際心理治療雖然沒有特殊技法，但依照患者情況，鼓勵其表達情感，分析與患者的溝通模式，試著明確釐清問題點等，仍存在著相當多的訣竅。

3.6 自律訓練法

與其說自律訓練法是治療,反而比較偏向放鬆方法。目的在於透過靠背、仰首等輕鬆姿勢,緩和緊張及焦慮情緒,進行自我催眠。

在闔眼狀態下,邊緩慢呼吸,邊自行營造出:

「心情很平靜」

「手腳很重」

「手腳很溫暖」

「額頭很涼快」

等狀態,讓身心放鬆。手腳沉重為肌肉鬆弛(放鬆)狀態。提高自我調整身心的能力,化解緊張情緒。在焦慮、憂鬱狀態及備感壓力時相當有效。

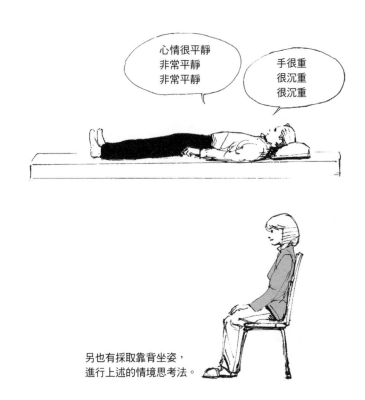

心情很平靜
非常平靜
非常平靜

手很重
很沉重
很沉重

另也有採取靠背坐姿,
進行上述的情境思考法。

3.7 森田療法～（為期 60 天的心靈之旅）

　　森田療法是東京慈惠會醫科大學精神科教授 —— 森田正馬，於 1920 年左右所創立的心理治療方法。森田本身在年輕時，便可能深受以前被稱為神經症（Neurosis；現在所說的恐慌症或強迫症）的疾病所苦，藉由自身克服的經驗，對於神經症（森田神經質），於家中採行獨特的治療模式。同時也是以深受焦慮或恐懼所苦之人為對象的治療方法，對於認為活著很痛苦的人也具相當效果。另外，也有以不住院方式治療的「門診森田療法」。

● 第 1 階段（1 週）　「絕對臥床期」

　　首先，患者在第 1 階段需完全地臥床睡覺 1 週。即便清醒時，除了吃飯及如廁外，都必須在床上度過。森田將這段期間名為「絕對臥床期」。

　　這段期間為的不是培養戰勝焦慮及恐懼的情緒，而是完全接受焦慮及恐懼，備妥共存的心理準備階段。許多人或許都有過因生病或受傷住院，煩惱至極後，反而能排除許多雜念，讓情緒呈現平穩的經驗，絕對臥床期就是為了營造出類似的情境。

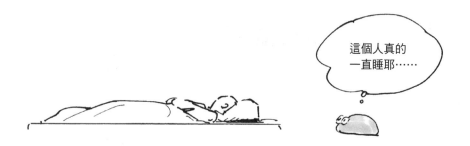

這個人真的一直睡耶……

腦太郎　：「如果整整睡了 1 週，腦袋中難道不會浮現許多念頭，搞得更嚴重嗎？不對，等一下！又或者如果睡了 1 週，可以讓內心不再波動，情緒相當平穩也說不定。」

Dr.Navi：「可想而知，臥床 1 週的時間一定比想像中來的長。最初的 1、2 天或許可以休息，但其後反而會讓焦慮情緒更加強烈吧？然而，當跨越過度期，內心將趨向平靜，因此才需要設定為 1 週。」

●第 2 階段（3～7 天）

第 2 階段除了持續隔離的生活外，追加了打掃庭院等，於戶外進行的輕鬆作業，並需書寫日記，回顧一天的行動，而治療者則會針對日記內容回應評語。

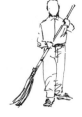

腦太郎：「如此寧靜的生活，感覺好像隱士。」

●第 3 階段（1～2 個月）

第 3 階段包含有以務農及木工等為主體的粗重作業。即便偶爾會出現焦慮情緒或其他負面思考的精神狀態，但仍需進行作業。

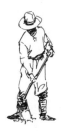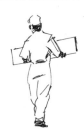

●第 4 階段（1 週～1 個月）

第 4 階段則開始前往醫院，並設定外出、外宿機會，逐漸回歸社會生活。在經過 1 個半月～3 個月期間，便可結束這樣的生活模式。

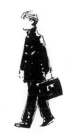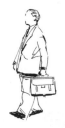

腦太郎　：「真是中規中矩的生活呢！感覺好像在禪宗僧房的生活。」

Dr.Navi：「這或許會讓患者有人生重新啟動的感覺。森田療法雖然選擇不克服焦慮及恐懼，而是將其接納的概念，但卻也可以感受到其中充滿了東洋思想。」

3.8 箱庭療法 ～探索內心世界

Dr.Navi：「成人患者能夠透過言語說明自己的心理狀態，但如果相同情況發生在孩童身上會怎樣呢？」

腦太郎　：「孩童應該較難說明自己的心情吧。就算是大人，也很難將自己的情緒適切地表達出來。」

Dr.Navi：「沒錯。再者，孩童本身也無法判斷自己患有憂鬱症的可能性，因為他們不具備對憂鬱的認知。」

(1) 何謂箱庭療法

箱庭療法（又稱沙遊療法，Sand Play）雖然也可用於成人，但更能讓孩童傳達心理狀態，因此非常適合讓治療者藉此觀察患者。

此療法是由英國的 Margaret Lowenfeld 提出，瑞士的 Dora Kalff 確立。讓患者在裝有沙子的木箱中，以人偶、動物、交通工具等模型做出自己喜歡的世界，治療者則從旁進行觀察。

(2) 要使用怎樣的箱子？

準備一只能夠一眼掌握整體範圍，且塗成藍色的木箱，於其中放入沙子，並置於孩童腰際的高度。利用沙子做出山脈及河川，組合眾多零件建構出城鎮或村落，擺上建築物、植物、動物及人等模型，描繪故事（圖 3.3）。

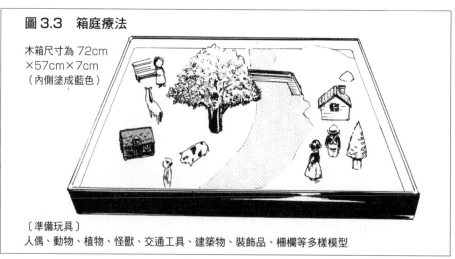

圖 3.3　箱庭療法

木箱尺寸為 72cm ×57cm×7cm （內側塗成藍色）

〔準備玩具〕
人偶、動物、植物、怪獸、交通工具、建築物、裝飾品、柵欄等多樣模型

(3) 會呈現出怎樣的作品？

　　患者有時可能會擺出出現怪獸、蛇，或是墜落的飛機等，顯現內心層面的作品，要解讀這些作品，則需擁有敏銳的洞察力及技術。

Dr.Navi 醫師小補充　　繪畫療法或拼貼畫療法

　　另有治療方法是讓患者繪畫、或是進行拼貼畫，藉以探索患者內心的問題。這些療法與箱庭療法的共同點在於不使用話語的非言語表現。透過這樣的方式，將能讓患者本身未意識到、或是未語言化的問題點更容易地以目視可觀察的形式呈現。

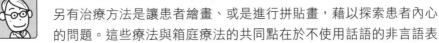

3.9 諮商 ～呈現自我的鏡子

　　諮商是當有煩惱、患有心理疾病的人（病患）在尋求援助時，受過專業訓練的諮商師藉由積極聆聽患者所言，釐清問題，並協助患者找到解決的方法。諮商師的工作並非提供答案，而是像一面鏡子，照映出患者原本的姿態。諮商不只被運用在心理健康範疇，在教育及產業界更是被廣泛運用。

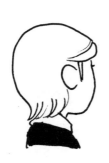
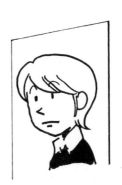

3.10　心理治療之科學根據

(1) 行為治療與認知治療之證明

上述的說明可能會讓讀者認為，心理治療的成效不過就是經驗累積的證明。在心理治療的實踐與疾病改善兩者間，由於尚未充分證明其因果關係，對於凡事講求科學根據的人而言，或許會覺得都只是聽到「聽說似乎很有效」的推測罷了。

然而，隨機分配進行心理治療及未進行心理治療的患者，並觀察其過程後發現，有接受心理治療的人出現明顯改善，這在行為治療及認知治療中都有統計學的相關依據。

(2) 腦部運作真能透過行為產生變化？

針對行為治療，在此介紹一個相當有趣的研究。有人認為，神經傳導物質的作用與情感、情緒等「人類心理」兩者毫不相干。但以名為PET[*]的檢測儀器在透過行為治療，症狀獲得改善的患者腦部進行檢查後，證實腦的運作出現明顯變化（Furmark 等，2002 年）。

換言之，不斷有科學證據顯示，腦部運作會因行為有所變化。若能夠持續進行相關研究，想必能夠提出更具成效的行為治療。

　　＊ PET：正子放射造影，能夠利用正電子測量腦部功能的儀器，參照
　　　　　p.162。

表 3.1 主要的心理治療（精神治療）彙整

治療名稱	方法	特徵	對象狀態、病名
行為治療（p.97）	根據理論訓練行為	修正習以為常的不適切行為	焦慮症、厭食症
認知治療（p.103）	修正執著的信念（錯誤認知）	透過變更認知以改善行為	憂鬱症、焦慮症
人際心理治療（p.110）	無特殊技巧，透過獎勵情感表達、分析溝通等方式進行	明確掌握憂鬱症狀及人際關係間的關聯，並處置症狀	憂鬱症
自律訓練法（p.111）	運用自我催眠，緩和緊張情緒	身心放鬆	憂鬱症、焦慮症、壓力狀態
森田療法（p.112）	基本上為藉由住院治療，進行絕對臥床及力行作業，並運用日記指導	透過與既有的焦慮共存，進而消除該情緒	焦慮症、罹病焦慮症
箱庭療法（p.114）	於沙子上擺放各種模型（人偶、建築物、動物等）	為釐清問題，透過非語言方式的自我表現法	孩童的焦慮症、思覺失調症、身心障礙
諮商（p.115）	治療者會積極進行傾聽	發現原本的自我	輕鬱狀態、焦慮狀態、壓力狀態
精神分析治療（p.118）	自由聯想法或解析夢境	潛意識的探索透過分析親子關係，來釐清心理問題的原因	所謂的神經症
團體精神治療	透過團體活動，體驗與人交流	預防孤立，提高與存在相同障礙症患間的共鳴	焦慮症所造成的諸多障礙症

Dr.Navi 醫師小補充　　精神科醫師及精神分析醫師

精神分析醫師在精神科醫師群中，屬於累積精神分析訓練（教育分析等）的醫師，在治療上會使用心理治療中的精神分析治療。

一般的精神科醫師則是以投用藥物等，身體為主的治療方法為中心，並同時運用認知治療或行為治療等心理治療進行。

key note

佛洛伊德（精神分析）、行為心理學與行為治療

●**佛洛伊德**

　　只要提到佛洛伊德，大部分的人都會聯想到精神分析吧。佛洛伊德（1856 — 1939 年）生於奧地利，為知名的精神分析創始者。他所提倡名為「潛意識」的概念（圖 1）不僅影響精神醫學界，對於 20 世紀的思想更是有著相當影響。

　　由於佛洛伊德的理論極為廣泛，因此本書僅針對治療方法的部分進行說明。

●**探索潛意識**

　　首先，佛洛伊德認為心理因素是造成心理疾病發生的主因。患者過去在心理層面上受到嚴重衝擊，讓原本以為會隨之遺忘淡去的體驗在「潛意識」中形成傷害（心理創傷；Psychological Trauma），在時間累積下，轉化成了心理上的疾病。

　　「精神分析」是為了探究這心理創傷，掌握患者本人也無自覺的潛意識層面（深層心理）所採行的手法。佛洛伊德為了從潛意識中探索形成病因的心理創傷，會讓患者橫躺於躺椅（長板凳）上，並自由陳述自己所想到的事物（自由聯想法，圖 2）。

圖 1　意識及潛意識相抗衡示意圖

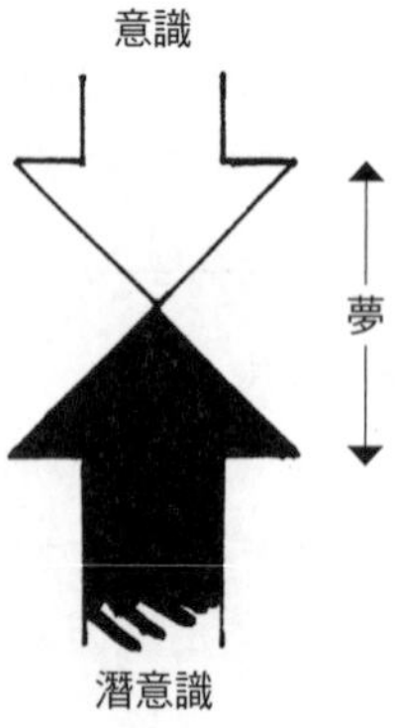

意識

夢

潛意識

　　一般大眾所認知的「自由聯想法」即是探討被檢驗者的「夢境」，佛洛伊德的解夢分析。

　　為了探究患者本身也未意識到的深層心理，就必須挖掘平常被掩蓋住的潛意識領域，而睡眠時的「夢境」能呈現出此潛意識。因此佛洛依德認為，可藉此掌握導致患者身上問題症狀的心理因素。

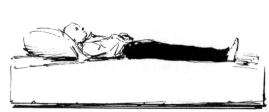

圖2　自由聯想法

讓患者躺在長椅上,並自由地陳述腦海中所想到的事物。

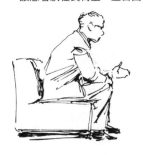

醫師會坐在患者看不見的位置,患者則會維持上半身稍微仰躺(15°)的姿勢。

　　由於患者的聯想內容毫無設限,因此無法訂定能夠解釋其內容的統一規範,這也讓解釋方法成了治療者的自由心證,缺乏客觀性,使得治療成效有限。(罹病主因為神經傳導物質失調等物理因素的病患,就算反覆進行自由聯想法也是毫無助益吧。)

　　有別於此類由智力遊戲化精神分析所衍生的心理學,美國精神學界為了讓心理學能夠站在更客觀的角度,並更加科學,因此在 20 世紀時,相當盛行「行為心理學」。

　　行為心理學是希望透過客觀觀察「**刺激及其所衍生的行為**」事實,發現其中的心理機制法則。

● **邁向行為心理學　桑代克(Edward Thorndike)的「迷籠(puzzle box)」**

　　行為心理學是利用動物進行研究。而在古典(制約)範疇中,最為著名的研究即是桑代克(1874 — 1949 年)的「迷籠(puzzle box)」。(又譯「迷箱」)

【何為桑代克的「迷籠」(圖3)】

　　迷籠是讓狗、貓、猴子等動物處於空腹狀態,關在籠中,將這些動物們置於狹窄環境,呈現既恐懼、又興奮,四處移動的狀態。

　　在迷籠中設有可輕易碰觸到的把手開關,當動物在移動的同時,若偶然碰到這些把手,就能夠開啟籠門。在籠外更放置有美味飼料,對動物們而言,進入迷籠雖然是從天而降的災難,但只要碰觸到開關,便可享用迷籠外名為「飼料」的「報酬」。

key note

在反覆進行該實驗後，動物對於被關在狹窄籠中不再呈現「恐懼」，反而能夠面對這樣的情境。

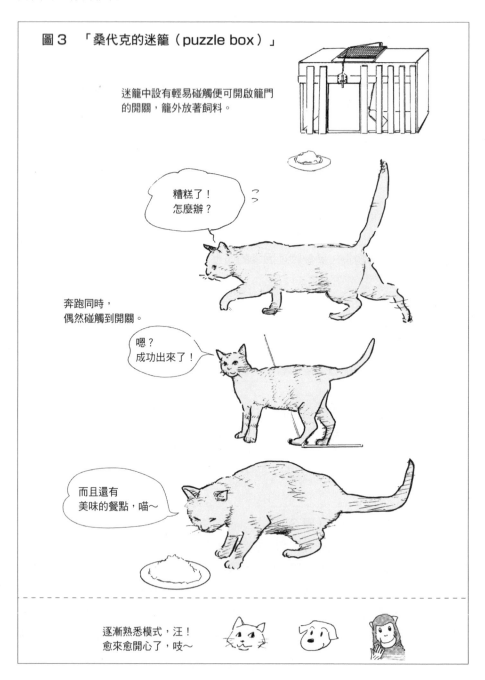

圖3　「桑代克的迷籠（puzzle box）」

迷籠中設有輕易碰觸便可開啟籠門的開關，籠外放著飼料。

糟糕了！
怎麼辦？

奔跑同時，
偶然碰觸到開關。

嗯？
成功出來了！

而且還有
美味的餐點，喵～

逐漸熟悉模式，汪！
愈來愈開心了，吱～

　　經由桑代克的實驗證實，對於具備某種程度智商的動物而言，即使遭遇到的情況充滿「恐懼」，但只要最終可以得到「回饋」，便可忍受該情況，並採取敏捷的應對。

腦太郎　　：「對人類而言，這樣的法則或許也適用呢！就算工作再辛苦，只要可以得到回饋便會繼續努力，習慣後，就不會覺得辛苦了。」

Dr.Navi：「人類也是動物。實際的社會生活雖然沒有如此單純，但若可以獲得回饋，的確就會選擇努力。」

腦太郎　　：「只不過人類所得到的回饋不是香蕉或蘋果……」

Dr.Navi：「沒錯。行為治療中所提到的回饋並非物質事物，而是成就感或自信的恢復。人類就算沒有經濟上的利益，實際上也會進行各種挑戰。從這個觀點思考的話，就可理解為何持續行為治療可以激發出大量的成就感及恢復自信了。」

chapter 4

心理疾病藥物

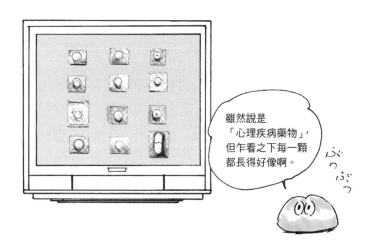

雖然說是
「心理疾病藥物」，
但乍看之下每一顆
都長得好像啊。

ぶつぶつ

在 20 世紀後半，精神醫學臨床上終於出現了有效的藥
劑。此外，在其後的半個世紀截至今日，發明了相當多
類型的治療用藥。讓我們一同探索從「心理疾病」藥物
登場到今日，以及未來所面臨的課題吧！

腦太郎　：「我前陣子因為頭痛去了趟藥局買藥，不過，光頭痛藥就有好多
　　　　　種類，店家拿出許多商品，讓我都不知該從何選起。」

Dr.Navi：「嗯……，有人工頭腦吃了會有效的藥嗎？」

腦太郎　：「這麼瑣碎的小事就別問啦。話說，藥局雖然有許多藥物，但印
　　　　　象中似乎沒有標榜『對治療心理疾病有效』的商品呢！」

Dr.Navi：「的確。由於這些藥物會對人的精神狀態帶來作用，需要謹慎使
　　　　　用，因此在藥事法*中屬管制用藥。舉例來説，抗憂鬱藥物伊米帕
　　　　　明（Imipramine）或抗精神病藥物氯丙嗪（Chlorpromazine）
　　　　　等在沒有醫師處方箋的情況下是無法購得的。那麼，我們接著就
　　　　　透過 DVD，來了解心理疾病的相關藥物吧！在了解藥物發展的同
　　　　　時，也可以更加掌握精神醫學的進程。」

　　　　*藥事法：日本以提升衛生保健水準為目的之法律，其中針對藥局、醫藥
　　　　　品、醫療器材等相關基準予以規範。

4.1　心理藥物歷史

(1) 來自大自然的藥物

　　藥物最古老的運用，是起源於採集並使用存在於大自然中的動
植物或礦物。心理藥物也相同，如「貫葉連翹（別名：聖約翰草，
Hypericum perforatum）」或「古柯（Erythroxylum coca）」等植物自
古便被發現具有提振精神的功效，進而做為藥物使用（圖 4.1）。

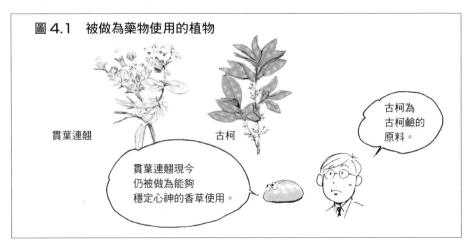

圖 4.1　被做為藥物使用的植物

貫葉連翹

古柯

貫葉連翹現今
仍被做為能夠
穩定心神的香草使用。

古柯為
古柯鹼的
原料。

(2) 轉化成為精神疾病治療藥物～氯丙嗪（Chlorpromazine）

那麼，又是什麼契機讓心理疾病藥物開始被以化學型態製造生產呢？

讓腦中神經傳導物質運作的正式化學製劑，氯丙嗪（抗精神病藥物，參照 p.130）以精神科治療用藥之姿登場是在 1952 年。

法國外科醫師亨利・拉博里（Henri Laborit）在負責進行「人工冬眠藥」開發時，發現了形成氯丙嗪的關鍵藥劑。「人工冬眠」，或許讓人覺得是在科幻片才會出現的名詞，但據研究指出，透過讓人體生命維持活動力暫時性地降低，將可預防遭遇致命性外傷時導致血壓下降等情況發生，這也連結到今日的低溫治療。

拉博里認為，若要讓生命活動暫時性地處於「冬眠」狀態，就必須麻痺中樞神經系統，便開始尋找能夠對中樞神經系統產生作用的藥劑。由於當時的神經傳導物質理論尚未成熟，因此拉博里依照經驗，指導合成出有機會產生作用的化學製劑。

萬萬沒想到，當初以此為開發目的的冬眠藥，事後竟為思覺失調症患者在面對急性期興奮狀態時的鎮靜需求帶來莫大成效。投用藥物的患者不僅不再出現幻覺或妄想，更能抑制興奮，使得順利出院人數大幅增加。

藥物的作用機制在當時雖仍未釐清，但對精神科醫師而言，卻是初次得到治療精神疾病有效的藥物。自 1954 年起，氯丙嗪也於日本國內精神科開放使用*。

> ＊在這之前，氯丙嗪還被做為抑制致癌劑（今日抗癌藥物的前身）副作用的抑制用藥，在未發現對精神方面作用的情況下被使用。

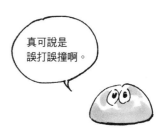

真可說是誤打誤撞啊。

(3) 其後真相大白的作用機制

　　氯丙嗪會阻斷腦中神經傳導物質多巴胺的受體，妨礙多巴胺運作（圖4.2）。此作用能讓腦內處於興奮狀態的神經細胞趨向穩定，進而讓妄想消失。

　　被發現對思覺失調症存在明顯效果後，氯丙嗪便在醫療現場快速普及，但等到1980年代後半，瑞典的阿爾維德‧卡爾森（Arvid Carlsson）*才真正釐清氯丙嗪的藥理作用。

　　　＊阿爾維德‧卡爾森（Arvid Carlsson）：2000年諾貝爾醫學獎得主。腦神經藥理學家，更是反對飲用水氟化運動的人士。

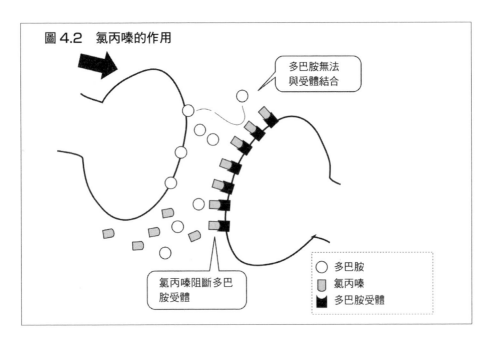

圖4.2　氯丙嗪的作用

多巴胺無法與受體結合

氯丙嗪阻斷多巴胺受體

○ 多巴胺
▢ 氯丙嗪
◼ 多巴胺受體

腦太郎　：「嗯……，所以氯丙嗪的作用不是從理論衍生而來的啊。」

Dr.Navi：「沒錯。碰巧發現具成效的藥物，研究為何該物質會產生效果後，進而確立了神經傳導物質的理論。」

腦太郎　：「在醫藥的發展過程中，似乎很多類似這樣突然間突破的瓶頸呢！就像天花疫苗及盤尼西林都是在偶然中發現的。」

Dr.Navi：「你知道的還真不少呢！」

(4) 憂鬱症治療藥物之開發

●三環類抗憂鬱藥物～伊米帕明（Imipramine）

繼氯丙嗪後，1956 年更在瑞士發現了具治療憂鬱症成效的三環類*抗憂鬱藥物伊米帕明（圖 4.3 ①）。此藥物雖被開發做為治療思覺失調症使用，但在改善憂鬱症狀更具顯著效果，進而成為第一款抗憂鬱的專門藥物。

三環類抗憂鬱藥物雖能增加正腎上腺素及血清素的形成，以改善憂鬱症狀，但此作用是在 1960 年代後才被發現。與氯丙嗪一樣，是在掌握效果後，才了解其中的作用機制。

然而，三環類抗憂鬱藥物會同時驅使治療所不必要的受體運作，產生副作用。換言之，三環類抗憂鬱藥物會阻斷神經傳導物質之一的乙醯膽鹼受體。乙醯膽鹼主要是負責身體機能的神經傳導物質，若阻斷其傳遞的話，會出現便秘、口渴等症狀（被稱為「抗膽鹼」作用）。

為了減少上述副作用，進而開發出四環類抗憂鬱藥物（圖 4.3 ②）。但有聲音指出，減緩副作用的同時，藥效也略嫌不足。

＊三環類之名源自於化學結構中，有著 3 對苯環（Benzene）。

圖 4.3　抗憂鬱藥的化學結構

①三環類抗憂鬱藥物

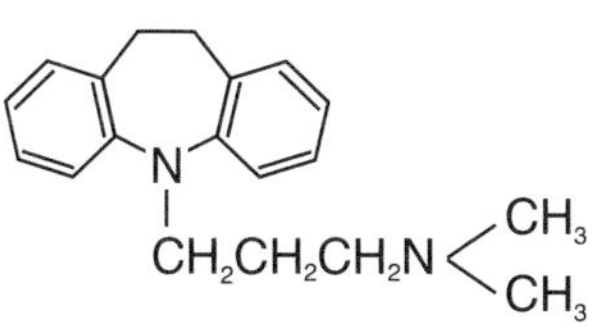

學名　【Imipramine】

②四環類抗憂鬱藥物

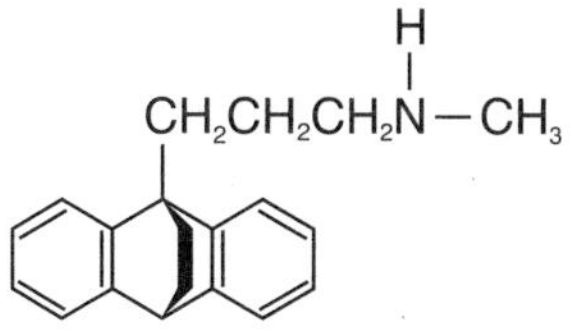

【Maprotiline】

● SSRI 登場

接替三環類、四環類抗憂鬱藥物登場的，是 SSRI（選擇性血清素再吸收抑制劑）。SSRI 為預防從神經細胞所釋出的血清素再回到原本的細胞內，透過阻斷入口的方式，提高突觸間隙中的血清素濃度，增加與受體結合的血清素量（參照 p.40）。此 SSRI 僅對血清素類物質產生作用，因此不同於三環類、四環類抗憂鬱藥物，不會對其他神經傳導物質造成多餘作用，副作用相對較少也成了 SSRI 的最大特徵。正如同第 2 章多次提到這款治療用藥，目前 SSRI 為精神科最常使用，同時為治療計畫的基本用藥。

●邁向 SNRI

另外還有從 SSRI 衍生發展而成的 SNRI（血清素及正腎上腺素再吸收抑制劑）改良型藥物。SNRI 除了能夠阻斷血清素再吸收的功能外，還能阻斷正腎上腺素再吸收。

若能阻斷血清素及正腎上腺素的再吸收，不僅可改善因血清素不足所產生的焦慮、焦躁情緒，更可期待能改善因缺乏正腎上腺素所造成的意願低落。實際上，SNRI 並非分別改善焦慮及意願問題症狀，而是透過兩者間的交互作用，讓對憂鬱症的治療成效得以提升。

●邁向能以科學角度設計藥物的時代

從三環類抗憂鬱藥物到 SSRI，我們可以清楚掌握藥物的開發進程。過去在偶然的情況下被發現的精神疾病治療用藥，以提高藥效、降低副作用為目的，更進一步地邁入以科學角度設計藥物的時代。

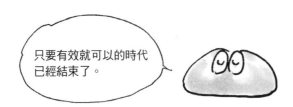

只要有效就可以的時代已經結束了。

column | **有點令人意外：酒也具備「心理疾病療效」？**

腦太郎 ：「原來能對神經傳導物質產生作用，用在現代心理疾病的藥物是在最近才問世啊。」

Dr.Navi：「是啊。不過，若將現代精神疾病藥物以對**神經傳導物質具作用**的角度來思考，令人意外地可以發現一樣『類藥物』的存在，而且還是早在幾千年前……」

腦太郎 ：「真的嗎！是什麼？是什麼？」

Dr.Navi：「乙醇，也就是所謂的酒。雖然有點離題，但還是讓我們來瞧瞧吧！」

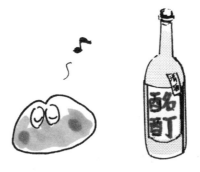

　　酒，也是酒精。自古以來便被知道會在腦中起作用，產生醉意。但現在更清楚得知，在神經傳導物質 GABA 受體中，酒精也會產生作用。酒精會像苯二氮平類抗焦慮藥物一樣，與 GABA 受體結合，降低焦慮，增加幸福感，這也被認為是飲酒形成醉意的原因。

　　若只單純看此效果的話，或許酒也能做為藥物運用。但不同於其他藥物，酒精難以被控制，且有會擴及整個腦部的特性。因此當飲用過量時，會對呼吸中樞等系統產生抑制作用，形成非常危險的狀態（急性酒精中毒甚至會致死），對肝臟等器官也存在負面影響。

　　所謂「精神疾病治療藥物」是必須只對部分精神運作產生一定程度的正向變化，因此「百藥之長」的酒雖然確實會對精神產生作用，但卻不能歸類為治療精神疾病的藥物。

4.2　精神疾病治療藥物種類

　　藥物分類未統一，被認為是難以掌握精神科藥物究竟有哪種成效的理由之一。舉例來說，雖然三環類、四環類抗憂鬱藥物是以化學結構命名，但 SSRI（選擇性血清素再吸收抑制劑）或 SNRI（血清素及正腎上腺素再吸收抑制劑）卻是根據藥理作用命名。

　　然而，雖然化學結構或藥理作用皆相當重要，最初的關鍵仍在於對何種疾病、有何種功效的使用目的。首先，希望各位讀者了解以使用目的所進行的分類。

　　以使用目的進行分類，較容易令人混亂的是日文中「向○○」及「抗○○」發音相同，但卻有不同涵意。首先「向」是對於（精神）症狀起作用，「抗」則是對抗、抵抗各種疾病或症狀的意思。

○**精神藥物**　會對精神方面起作用之藥物總稱（圖 4.4）
○**抗精神病藥物**　治療精神病（＝思覺失調症）之藥物
　　　具備消除幻覺或妄想之作用。
○**抗憂鬱藥物**　治療憂鬱症之藥物
　　　能讓情緒開朗，恢復意願。
○**抗焦慮藥物**　針對焦慮之治療用藥，又稱為情緒穩定劑
　　　能消除焦慮及緊張情緒之藥物。
○**情緒鎮定藥物**　雙相情緒障礙症（躁鬱症）治療藥物
　　　能改善、預防躁鬱或憂鬱之異常情緒。
○**抗癲癇藥物**　癲癇症治療藥物
　　　預防癲癇發作。
○**安眠藥、睡眠導入劑**　治療失眠藥物
　　　睡眠導入劑為持續藥效較短之安眠藥。
○**失智症治療藥物**
　　　減緩智能降低速度。

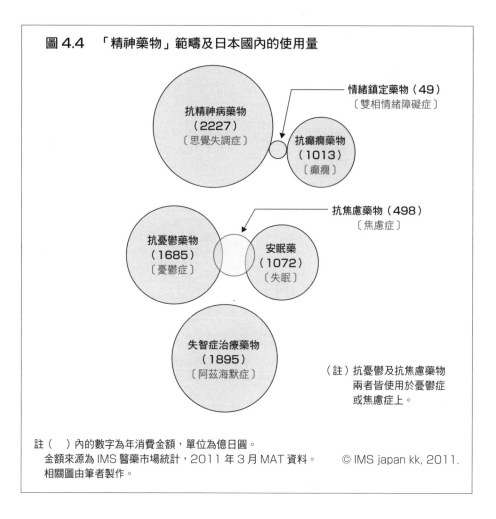

圖 4.4 「精神藥物」範疇及日本國內的使用量

抗精神病藥物
（2227）
〔思覺失調症〕

情緒鎮定藥物（49）
〔雙相情緒障礙症〕

抗癲癇藥物
（1013）
〔癲癇〕

抗焦慮藥物（498）
〔焦慮症〕

抗憂鬱藥物
（1685）
〔憂鬱症〕

安眠藥
（1072）
〔失眠〕

失智症治療藥物
（1895）
〔阿茲海默症〕

（註）抗憂鬱及抗焦慮藥物
　　　兩者皆使用於憂鬱症
　　　或焦慮症上。

註（　）內的數字為年消費金額，單位為億日圓。
　金額來源為 IMS 醫藥市場統計，2011 年 3 月 MAT 資料。　　© IMS japan kk, 2011.
　相關圖由筆者製作。

4.3 新款精神藥物的問世

　　自 20 世紀末起，日本也出現多款新的精神藥物，在此進行整體回顧（表 4.1）。

1. 抗憂鬱藥物：與過去的三環類、四環類抗憂鬱藥物相比，新問世的抗憂鬱藥物最大的特徵在於副作用較少，患者較易服用。其中包含 SSRI、SNRI、NaSSA 等，統稱為新型態抗憂鬱藥物。

2. 抗精神病藥物：過去的抗精神病藥物會伴隨手抖、肌肉僵硬等，被稱為錐體外症候群的副作用。但目前的抗精神病藥物在服用後較少有錐體

表 4.1　新款精神藥物

	分類	藥品名稱〔學名〕及藥價收載年
1・抗精神病藥物	血清素與多巴胺阻斷劑（SDA）	Risperidone（1996）、Perospirone（2001）、Blonanserin（2008）、Paliperidone（緩釋製劑，2010）
	多種受體阻斷劑（MARTA）	Olanzapine（2001）、Quetiapine（2001）、Clozapine（2009）
	多巴胺系統穩定劑（dopamine system stabilizers，DSS）	Aripiprazole（2006）
2・抗憂鬱藥物	選擇性血清素再吸收抑制劑（SSRI）	Fluvoxamine（1999）、Paroxetine（2000）、Sertraline（2006）、Escitalopram（2011）
	血清素及正腎上腺素再吸收抑制劑（SNRI）	Milnacipran（1999）、Duloxetine（2010）
	正腎上腺素及特定血清素抗鬱劑（NaSSA）	Mirtazapine（2009）
3・抗焦慮藥物	SSRI 的 Fluvoxamine、Paroxetine 及 Sertraline 被認定對恐慌症、社交焦慮症、廣泛性焦慮症及強迫症具有療效。但依照 SSRI 的不同種類，與符合日本保險給付項目所定義的焦慮症也有所差異。	
4・安眠藥	苯二氮平類安眠藥	Quazepam（1999）
	非苯二氮平類安眠藥	Zolpidem（2000）、Eszopiclone（2012）
	褪黑激素受體促效劑	Ramelteon（2010）
	抗下視丘分泌素（食慾素）受體藥物	Suvorexant（2014）
5・失智症治療藥物	乙醯膽鹼酯酶抑制劑	Donepezil（1999）、Galantamine（2011）、Rivastigmine（2011）
	抗 NMDA（N-methyl-D-aspartate）受體藥物	Memantine（2011）
6・其他	注意力不足／過動症（AD/HD）治療藥物	Atomoxetine（2009 年核准用於孩童，2012 年核准用於成人 AD/HD）、Methylphenidate（2007 年僅核准用於孩童期）
	雙相情緒障礙症治療藥物	Olanzapine（2010 年核准用於改善躁症症狀、2012 年核准用於改善憂鬱症狀）、Aripiprazole（2010 年核准用於改善躁症症狀）。Lamotrigine（2011 年核准用於抑制雙相情緒障礙跡象再發）

外症候群,甚至有完全不會出現相關副作用的藥種。作用機制多元,包含有血清素與多巴胺阻斷劑(SDA)、多種受體阻斷劑(MARTA)、多巴胺系統穩定劑(DSS)等。

藥廠對藥物的形狀也是費盡心思,除了推出能讓藥效持久的緩釋製劑,另外還有含於口內便能馬上溶解的口腔內崩散錠、或是水溶製劑等。

3. 抗焦慮藥物:雖然沒有針對治療「焦慮」的新藥物登場,但經確認,發現 SSRI 對恐慌症、社交焦慮症、廣泛性焦慮症及強迫症具療效。但依照 SSRI 的不同種類,與符合日本保險給付項目所定義的焦慮症也有所差異。

4. 安眠藥:除了苯二氮平類及非苯二氮平類安眠藥以外,另有不同於兩者的作用機制,例如透過與褪黑激素受體作用,讓患者進入和自然入睡相似的睡眠狀態的藥物柔速瑞(Ramelteon),和抑制下視丘分泌素受體,使人進入睡眠狀態的 Suvorexant 也陸續上市(參照 p.153)。

5. 失智症治療藥物:過去雖無對失智症有效的治療用藥,但乙醯膽鹼酯酶抑制劑及抗 NMDA(N-methyl-D-aspartate)受體藥物的問世突破了這樣的窘境。這些藥物對延緩疾病發展速度皆具有成效。

6. 其他藥物:報告指出,對注意力不足/過動症(AD/HD)有效之刺激藥物的哌醋甲酯(Methylphenidate),以它製造的專思達(Concerta)僅被核准使用於孩童期,而與其作用機制相異的阿托莫西汀(Atomoxetine)則做為孩童、成人適用的治療用藥販售。部分被核准用於思覺失調症的非典型抗精神病藥物可用來改善雙相情緒障礙症症狀,而抗癲癇藥物拉莫三嗪(Lamotrigine)製成的樂命達(Lamictal)則被核准做為抑制雙相情緒障礙跡象再發之用藥。

腦太郎　：「藥物名稱真的好難記啊。伊米帕明、阿托莫西汀,然後又是一直出現的苯二氮平類藥物(Benzodiazepine),完全記不起來,又好饒舌。」

Dr.Navi：「不過,也不是只有心理疾病相關的藥物名稱難記而已,不易記下的藥名可是多到數不清,我當醫學系學生的時候也是這麼認為。」

腦太郎 ：「像是開心飛上天 A 錠、精力充沛 Z！這種藥名的話，就好記許多了。」

Dr.Navi：「如果在一般藥局買的到的話，製藥廠或許真的會取類似的商品名稱呢。」

4.4　藥物治療及副作用

(1) 副作用類型

　　藥物除了有預期的治療成效外，還存在其他作用及副作用。副作用中的負面作用有時又具有害性。因此服藥後，須區別出停止服藥的副作用及可繼續服藥的副作用。

●必須停止服藥的副作用

　　一個非常重要的前提是，在許多人身上會產生異常反應的藥物是不被允許使用的。但若僅相當少部分特殊體質的人會出現疹子、發燒等異常，那麼就須請該患者即刻停止服藥。

　　此外，當身體不適時，副作用的顯效會變強。舉例來說，肝臟不好，藥物代謝能力下降的人，即便是服用一般劑量的藥也會出現明顯藥效。遇到這種情況時，必須選擇停止服藥或減少劑量。

●可繼續服藥的副作用

　　雖然是有點惱人的症狀，但只要是不危及身體的副作用，可採取降低副作用對策的同時繼續服藥。

(2) 如何解決副作用

　　許多患者擔憂不知是否會出現的副作用，而選擇避免服用有效的藥物。聽取醫師說明服藥的效果及可能發生的副作用便相當重要。

　　此外，可針對副作用的每一症狀採取對策。舉例來說，許多用於精神科的藥物都會伴隨口渴的副作用，對此，可以水或冰塊溼潤口腔等方式解決。

　　服藥的時間點錯誤，有時也會引起副作用。若於晚餐飯後服用具刺激性的抗憂鬱藥物，將導致無法入睡，因此醫師會指示須在中午前服用。

　　「腸胃較弱」的患者可透過一同服用胃藥來解決問題。若出現難以解決的副作用，則建議同時評估服藥的優勢及副作用的劣勢，藉以檢討是要繼續服藥，或改以其他方式治療。

(3) 常見問與答

問：「聽說一旦服用精神科的藥物後就無法停止，相當危險？」

答：於 1950 年代最初問世的精神穩定藥物美普巴（Meprobamate）成癮性相當強，在當時造成了社會問題。也是因為美普巴這款藥物，讓一般大眾有著精神科藥物容易成癮的印象。

　　然而，目前被使用的抗焦慮藥物即便持續服用也不會有失效情況，只要依照正確方法服藥，就不會出現嚴重成癮。然而，若服用目的不在於治療疾病，而是為了獲得快感持續大量服用的話，將會出現成癮症狀，屆時將難以戒斷。

問：「聽說只要開始服藥，就一輩子都不能停止？」

答：當症狀消失，停止服藥後若又出現不適，便必須再度服藥。上述情況有兩種情境。

　　第一種是即便外顯性的症狀已不復見，但有可能疾病本身尚未治癒。若停止服藥，藥效將會消失，使得即將要痊癒的疾病又再度出現症狀，因此必須持續服藥。

　　第二種是當一定期間服用了如苯二氮平類藥物的話，身體會開始習慣。此時若突然停止服藥，將會產生心浮氣躁、失眠、頭痛、腸胃症狀等戒斷症狀。再次服藥後，戒斷症狀便會消失，因此無法停止服用。關鍵在於**突然**停止服藥，因此只要計畫性地逐漸減量、停藥，便可順利地戒斷藥物。

問：「聽說服藥的話，頭腦會變得無法運作，罹患失智症、性格改變，所以我不是很想服藥耶……」

答：這樣的說法的確時有所聞。抗憂鬱藥物或苯二氮平類藥物多少都會

抑制腦部運作，造成注意力降低、恍惚現象，或許也是因此才會讓人聯想到失智症。但只要症狀改善，停止服藥後，這些問題也會隨之消失。

　　另外，精神科的藥物僅會調整腦部的不良運作，不會改變患者個性。藥物僅僅是讓因腦部不適未發揮出來的應有能力得以發揮。極度焦慮、陷入自我情緒中的患者在透過服藥後，若能減輕焦慮、且變得更積極行動的話，的確會讓人有性格改變的錯覺。但這不過是讓原本因疾病未呈現出來的開朗個性完全呈現罷了。

4.5　若未罹病的人服用了治療憂鬱症藥物

腦太郎　：「在聽了那麼多有關精神藥物的說明後，我就在想，如果我吃下治療憂鬱症藥物的話，會發生什麼事情？別看我這樣，很多事情也是讓我好焦慮跟悶悶不樂呢！如果服用抗焦慮或抗憂鬱藥物的話，感覺就可以擁有對事物毫不猶豫的超強心臟。就取名為超強心臟計畫吧！」

Dr.Navi：「嗯……，我是不太清楚你的運作機制為何，所以無法即刻回答你的疑問。但未罹病的人若服用了心理疾病藥物的話，是會引起許多問題的，因此要非常小心。」

●抗精神病藥物

　　首先，抗精神病藥物（思覺失調症治療藥物）是藉由預防多巴胺與受體結合，改善多巴胺活動過度旺盛的情況（p.126）。未罹患疾病的人若服用藥物，將會出現強烈副作用，因此必須絕對禁止。舉例來說，無多巴胺過剩的正常人若服用抗精神病藥物，運作腦部神經系統的多巴胺數量將會不足，導致失去意願及動力。抗精神病藥物在抑制強烈幻覺及妄想上，可是藥效相當強的藥物。

●抗焦慮、抗憂鬱藥物

腦太郎　：「這樣的話，來試試看抗焦慮藥物或抗憂鬱藥物好了！」

Dr.Navi：「不瞞你說，許多未罹病的人的確有服用被做為抗焦慮及抗憂鬱藥物使用的 SSRI 經驗。」

Dr.Navi 醫師小補充　　「百解憂（Prozac）」

「百解憂」是美國於 1988 年上市的第一代 SSRI 藥物[1]，學名為 Fluoxetine。由於藥效顯著，副作用少的特性，因此被廣泛使用。

在美國有即便只是輕微憂鬱症也會選擇投藥的趨勢，因此針對諸多憂鬱狀態的人，基本上醫師都會開立 SSRI。如此一來，落入自我情緒的人的確也較為舒暢，行動上也顯得更加積極。SSRI 透過實際案例被介紹，甚至被形容為「心情維他命」、「可改變性格的藥」，讓服用 SSRI 形成一股熱潮，全美更有 500 萬人服用過此藥物[2]。而這個數字被認為遠超出美國罹患憂鬱症的患者人數。

[1] 日本國內雖有多款 SSRI 核准使用，但百解憂並不在名單之中。
[2] 「驚奇的腦用藥物」Peter D. Kramer、 谷直樹監修、同朋舍、1997。

腦太郎　：「什麼！真的嗎？是怎樣的實驗？」

Dr.Navi：「不是實驗，而是在美國曾出現過服用一款名為百解憂（Prozac）的 SSRI 藥物熱潮。」

腦太郎　：「不錯嘛！服用藥物的話，就會心情愉快，過著快活人生！」

Dr.Navi：「然而，若未罹病的人經常性服用 SSRI，至少會出現兩種類型的問題。一是生理性問題，簡單來說，SSRI 的功能就是增加血清素。」

腦太郎　：「是啊，沒錯。透過阻斷血清素再吸收，提高突觸間隙的血清素濃度，增加與受體結合的血清素數量（參照 p.41 圖 2.6）。」

Dr.Navi：「不過，當血清素能夠正常釋放並與受體結合的人服用 SSRI 的話，你覺得會發生什麼事呢？過多的血清素會不斷與受體結合，使得受體異常或出現常態性過剩情況，因此便有人擔心，身體若一直處於需要過量血清素的狀態，將可能出現變化。」

腦太郎　：「這樣的話，持續服用 SSRI 的超強心臟計畫就會出現問題了。」

Dr.Navi：「再者，SSRI 普及也不過短短 25 年，因此尚無法得知長期性的影響。依照過去藥物使用經驗類推，仍是必須相當謹慎觀察。」

腦太郎　：「嗯，原來如此。」

Dr.Navi：「另外還有一點，就是對許多患者而言，透過 SSRI 得到的，從谷底躍起的愉悅及動力會有種不協調的感覺。聽說 SSRI 所產生的愉悅感總會讓人感覺缺少什麼東西，和正常從人生經歷中所獲得的

愉悅相比存在微妙差異。若以 SSRI 的作用是消除憂鬱症病患過多的焦慮來看，可信度確實不低。若真是如此，很多病患本身的謹慎或內向性格似乎也不用非得透過服藥改善了。」

腦太郎　：「原本就沒有罹患疾病，不過是個性使然罷了。」

Dr.Navi：「沒錯。然而未罹病的人服用及停用 SSRI 時的反差據說非常強烈，也因此目前 SSRI 正回歸原本做為憂鬱症治療用藥的定位。」

腦太郎　：「不過，如果醫學不斷進步，真有能『從人生經歷所獲得的愉悅感』握之在手的藥物問世的話，人類不知道會變成怎樣呢？」

Dr.Navi：「哇，這真是個非常難回答的問題呢！不過，人生若要活得更愉快，的確是比較需要有開朗的個性。」

腦太郎　：「如果大家都服藥的話，那可就不得了了！相較之下，正常人就會變得讓人覺得陰沉。大家可能會為了擁有比對方更大的愉悅感，而開始毫不節制地服藥。」

Dr.Navi：「從極端角度來看，若精神疾病藥物真能控制人的個性及品格，那可會衍生出諸多問題。有人會埋頭思考『真正的自我究竟是什麼』，也有人會認為『只要快樂就好，這和藉由眼鏡矯正視力的概念一樣啊』。即會牽扯出每個人對人生的價值觀為何。」

腦太郎　：「是啊是啊！」

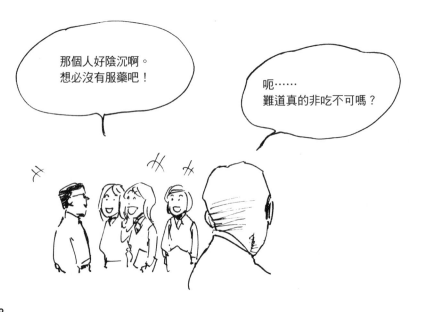

chapter 5

關於睡眠

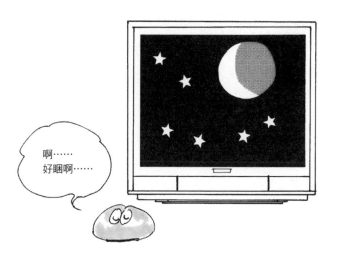

啊……
好睏啊……

一旦進入睡眠後，我們的意識將開始模糊，五感會隨之封閉，身體放鬆，持續變換睡姿迎接早晨來臨。起床後，看到凌亂的床單、棉被及亂翹的頭髮後，不禁會讓人覺得睡眠是無統整性、缺乏秩序的行為。但實際上在睡眠期間，腦部也是精準地進行規律運作。

脳太郎 ：「接下來要討論『睡眠』啊！嗯⋯⋯這個主題跟先前討論的內容差異好大，感覺很平和呢。看來應該不會有什麼驚人的新事實吧？呃⋯⋯真的變得想睡覺了⋯⋯」

Dr.Navi：「不可以睡著啊！而且，真的有出乎意料之外的事實呢！你知道嗎？腦其實是完全不會休息的。」

脳太郎 ：「什麼！真的嗎？這麼説來的話，我不就都沒在睡覺？」

Dr.Navi：「你當然另當別論。不過，人類的腦是沒在休息的。就算人處於睡眠狀態，腦仍是清醒的。」

脳太郎 ：「你説了這個驚人的事實後，還真讓我睡意盡失。」

5.1 睡眠構造 ~快速動眼睡眠與非快速動眼睡眠

我們的睡眠是由快速動眼睡眠與非快速動眼睡眠兩類型的睡眠所組成。

(1) 快速動眼睡眠（REM）

REM 是 rapid eye movement（快速眼球運動）的縮寫，睡眠時，因眼球會出現劇烈活動而得此名。

快速動眼睡眠時，會讓人有身體處於放鬆狀態的印象。測量此時的腦波（p.161）可以發現，波形相當類似清醒的時候，因此認定大腦仍處於某種程度的運作（圖 5.1）。而 REM 名稱由來的眼球運動則被認為是對出現在腦中的影像，也就是「夢境」內容的反應。

從以上論點來看，快速動眼睡眠時，腦部持續運作，肉體呈現休息狀態，被稱為「身體的睡眠」。

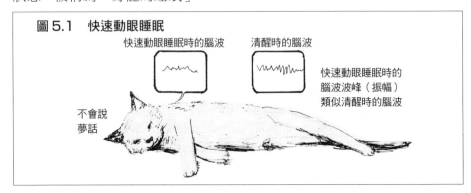

圖 5.1　快速動眼睡眠

快速動眼睡眠時的腦波　　清醒時的腦波

快速動眼睡眠時的腦波波峰（振幅）類似清醒時的腦波

不會說夢話

(2) 非快速動眼睡眠（NREM、Non-REM）

　　另一個名為非快速動眼睡眠被定位成是「為了腦部的睡眠」，會出現在大腦發達的動物身上。清醒時的大腦要處理龐大的工作，非快速動眼睡眠是讓清醒期間出現疲勞的大腦能夠休息之睡眠。腦部雖然處於睡眠狀態，但由於肌肉仍保有些許力量，因此可維持坐姿。在課堂上昏沉沉地打瞌睡便屬於非快速動眼睡眠（圖 5.2）。

(3) 兩者間差異

　　即便知道睡眠有快速動眼睡眠與非快速動眼睡眠，但有時還是很容易將兩者搞混。各位讀者可參考圖 5.3 的彙整。

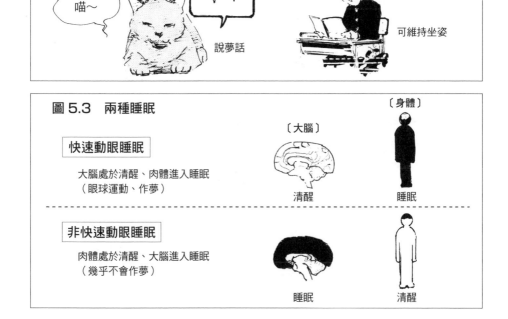

脳太郎　：「如果大腦進入睡眠是非快速動眼睡眠的話……，我知道了！用『腦睡』的諧音來記『Non-REM』，你覺得如何？」

Dr.Navi：「『腦睡』、『Non-REM』……好吧，聽起來還勉強可以。」

(4) 從非快速動眼睡眠進入快速動眼睡眠

入睡後，首先會進入「腦部睡眠」的非快速動眼階段，優先讓大腦進入休息狀態。

在平穩、安心的睡眠過程中，入睡後會進入 70 ～ 80 分鐘的非快速動眼睡眠，接著睡眠會突然變淺，切換成快速動眼睡眠。

每次「非快速動眼睡眠→快速動眼睡眠」組合的循環約為 90 分鐘。我們在夜晚睡覺時，該組合會重複數次，但在第 1 ～ 2 次的「非快速動眼睡眠→快速動眼睡眠」過程中，深度的非快速動眼睡眠時間較長，藉以讓大腦獲得優質的睡眠。第 3、4 次以後的循環中，非快速動眼睡眠時間會縮短，快速動眼睡眠時間則是逐漸拉長，休息的重點更由大腦轉移到身體（圖 5.4）。

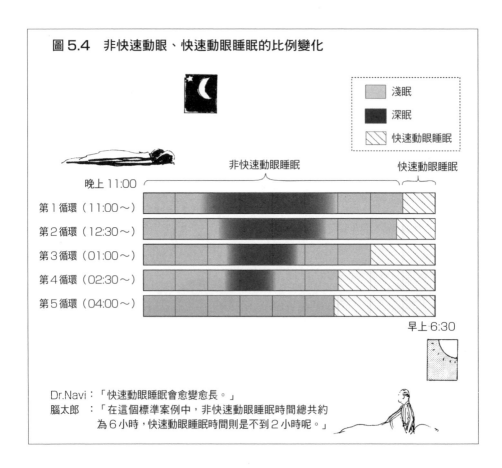

圖 5.4　非快速動眼、快速動眼睡眠的比例變化

淺眠
深眠
快速動眼睡眠

非快速動眼睡眠　　　　　　快速動眼睡眠

晚上 11:00
第 1 循環（11:00～）
第 2 循環（12:30～）
第 3 循環（01:00～）
第 4 循環（02:30～）
第 5 循環（04:00～）

早上 6:30

Dr.Navi：「快速動眼睡眠會愈變愈長。」
腦太郎　：「在這個標準案例中，非快速動眼睡眠時間總共約
　　　　　　為 6 小時，快速動眼睡眠時間則是不到 2 小時呢。」

(5) 何謂早晨愉快清醒？

　　早上起床時，若想有「睡好飽」的舒暢熟睡感，就要讓大腦充分休息。換言之，必須要有足夠的深度非快速動眼睡眠。當睡眠不足時出現的全身不適，與其說是因為身體因素造成，反而更偏向是因大腦不適顯現而出的身體症狀。最初的兩個循環占去每晚所需非快速動眼睡眠時間的一半，因此建議掌握時間，至少確保最剛開始兩個循環的非快速動眼睡眠。

　　此外，針對起床部分，據說在類似腦部清醒狀態的快速動眼睡眠階段時清醒較好。若能以 90 分鐘為單位的循環尾聲中進入起床時間為前提就寢，聽說睡醒時的狀態會較佳。這是因為「非快速動眼睡眠→快速動眼睡眠」組合的循環為 90 分鐘，清醒的時間正好是快速動眼睡眠的尾聲。（但要執行這個方法時，卻很難預測就寢時間與實際入睡時間兩者的差距，因此要付諸實行有其難度。）

---

column　　　　　　　　　　　什麼是鬼壓床？

　　許多人都聽過「鬼壓床」的恐怖經驗，但這其實是睡眠律動所致。在快速動眼睡眠期間，大腦雖然處於清醒且存在意識，但肌肉卻呈現鬆弛且無法動彈，便會出現全身彷彿被什麼東西壓住的怪異現象。

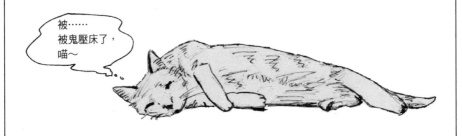

被……
被鬼壓床了，
喵～

肌肉呈現鬆弛，無法自我移動身體。

5.2 進入睡眠的機制

(1) 為何會想睡覺

究竟是怎樣的機制讓我們想睡覺？其實，目前我們還不是很清楚最初產生睡意的關鍵。

雖然有讀者直覺認為，「因為累了，所以想睡覺」，但想必各位讀者都曾有過即便疲累，卻反而覺得精神更好的經驗。就算疲累，也不見得一定會想睡覺。疲累的確是引發睡意的一項因子，但並非決定性關鍵。另有人認為，是日出及日落的日夜節律*誘發睡意產生。

現階段尚無法說明睡意究竟是從何處而生，但針對睡意漸強的過程，則已有某種程度的了解。其關鍵在於「睡眠物質」。

> *日夜節律：大約是 1 天的律動變化。另也有人將「年週期節律」視為「約 1 年的律動變化」。

(2) 好睏……好睏……。睡眠物質？

當出現睡意時，位於腦部周邊的腦脊髓液（參照 p.11）會分泌出各種類似荷爾蒙的物質，擴散至整個腦部，讓睡意變得更強烈。這些能讓睡意產生的物質被稱為「睡眠物質」。

●發現睡眠物質

有關睡眠物質的研究相當有趣，約莫在 20 世紀初，藉由在狗身上進行的實驗，推測出原來有這種物質的存在。

實驗人員抽取了長時間處於清醒狀態的狗腦脊髓液，並將其注射進身體健康、睡眠充足、清醒狀態的狗腦脊髓液中。結果發現，狗在接受完腦脊髓液注射後，竟然睡著了（圖 5.5）。

對此，實驗人員便猜測，腦中應該存在促發睡眠的物質，並將其命名為「睡眠物質」，認為「睡眠是透過腦中產出的腦脊髓液分泌出類似荷爾蒙的物質予以調節」。然而，當時沒有萃取這些物質的方法技術，因此無法證明此論點。

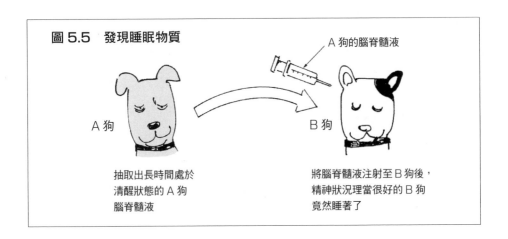

圖 5.5　發現睡眠物質

A 狗的腦脊髓液

A 狗

B 狗

抽取出長時間處於
清醒狀態的 A 狗
腦脊髓液

將腦脊髓液注射至 B 狗後，
精神狀況理當很好的 B 狗
竟然睡著了

腦太郎　：「看來睡眠物質會讓人進入長時間睡眠……」

　　進入 1970 年代後，隨著研究方法的突破，許多與睡眠相關的物質
被相繼發現，從目前已有的研究報告中，便已從動物的腦部、血液及尿
液中找到近 30 種的睡眠物質。

　　睡眠物質並非只有 1 個種類，而是由眾多有著各種化學特性的物質
群所組成。表 5.1 即是眾多睡眠物質中的其中幾例。

表 5.1　睡眠物質

物質名稱	化學特性	存在位置 （　）內為被檢驗動物
腺苷酸（Adenosine）	核苷（Nucleoside）[1]	體內（體型較大之老鼠）
胰島素（Insulin）	蛋白質	血液、脾臟（體型較大之老鼠）
尿苷（Uridine）	核苷（Nucleoside）[1]	腦部（一般體型老鼠、體型較大之老鼠等）
促進睡眠物質（SPS）	複數成分	腦部（一般體型老鼠、體型較大之老鼠等）
褪黑激素	吲哚胺（Indoleamine）[2]	松果體（貓、人、體型較大之老鼠等）

[1]　核苷：有機鹼與糖類結合成之化合物總稱
[2]　吲哚胺：擁有包含氮元素的吲哚環之胺（分子）

〔出處：高橋清久編著「睡眠學」、Jiho、2003〕

●睡眠物質如何運作？

　　睡眠物質並不像神經傳導物質一樣，游離在突觸間隙，而是會分泌於腦脊髓液中。此外，隨著睡眠的進行，這些睡眠物質會出現些微的增減。

　　舉例來說，褪黑激素在入睡前會增加，尿苷則是在入睡後會增加。透過這些變化，我們推測褪黑激素與睡意有相當緊密的關係，而尿苷則可能存在穩定睡眠的功效。

　　就這樣，多數的睡眠物質被認為彷彿互組團隊般，發揮微妙差異的作用，形成複雜的「睡眠」。

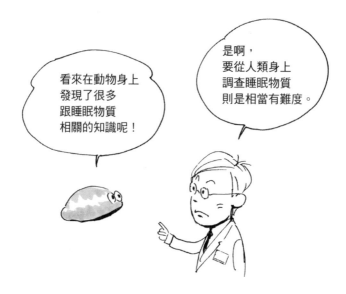

5.3　睡－醒障礙症 ～關於睡眠的各種煩惱

(1) 失眠症～睡不著，怎麼辦？

●身旁的人或許也存在相同問題

　　根據調查指出，每 4 ～ 5 位日本人中，就有 1 位有睡眠相關的煩惱，且女性占比稍稍高出男性，女性的嚴重案例數也比男性來得多。此外，3 位負責夜間勤務的人當中，就有 1 位受到睡眠問題所苦，而此數字更有不斷增加的趨勢。

●因壓力造成

　　造成失眠的最大原因是壓力。壓力所帶來的緊張或興奮情緒會刺激清醒神經系統，阻撓入睡。若遇到這種情況，治療的方式雖為消除壓力，但只要生活於社會，實在有其難度。令人意外地，若選擇將錯就錯，不再強迫自己入睡，而是持續處於清醒狀態直到出現睡意的方法竟出奇有效。即便多少會感覺睡眠不足，但只要撐過數天，對於睡眠不足的恐懼便可獲得緩解。有人即是利用這樣的方式讓自己順利入睡。

●因疾病造成

　　憂鬱症等精神疾病也可能會造成睡眠不足或出現失眠。其中，憂鬱症患者的非快速動眼睡眠過短，也會讓病情惡化。出現會引起失眠的精神疾病時，就必須接受治療。

●因年紀增長使得睡眠型態出現變化造成

　　睡眠模式會伴隨成長出現變化。人們在發育期時，都曾有深度睡眠的經驗，但隨著愈趨高齡，睡眠不僅會中斷，也變得相對較淺。成為大人之後的失眠體驗，尤其銀髮族在面對失眠時，會認定深度睡眠才屬正常，對於因年齡增長，使得睡眠又短又淺的情況感到焦慮或不滿。過度在意睡眠，以及滿腦子想著該睡更多一點的情緒，令當事人對睡覺一事感到緊繃，進而出現許多因此無法入睡的惡性循環案例。對此，若躋身成銀髮族時，就必須有睡眠時間即便較短也不會造成大礙的認知。

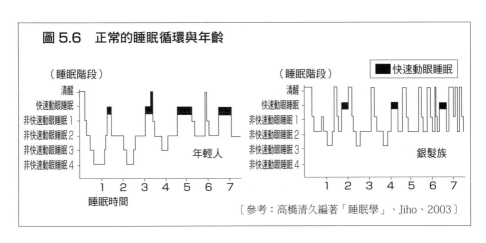

圖5.6　正常的睡眠循環與年齡

（睡眠階段）

清醒
快速動眼睡眠
非快速動眼睡眠1
非快速動眼睡眠2
非快速動眼睡眠3
非快速動眼睡眠4

年輕人

1　2　3　4　5　6　7
睡眠時間

（睡眠階段）　　　　　　　■快速動眼睡眠

清醒
快速動眼睡眠
非快速動眼睡眠1
非快速動眼睡眠2
非快速動眼睡眠3
非快速動眼睡眠4

銀髮族

1　2　3　4　5　6　7

〔參考：高橋清久編著「睡眠學」、Jiho、2003〕

(2) 與呼吸相關的睡眠障礙症

●呼吸會中止？

這類疾病是會讓患者在睡眠時出現數次呼吸中止（停止呼吸）情況。當患者持續 10 秒以上的呼吸中止，且在 1 小時內出現 5 次以上時，便會被診斷為睡眠呼吸中止症（sleep apnea syndrome；SAS）。

當停止呼吸達某一長度時，患者雖會醒過來，再度呼吸，但隨著重新入睡後，呼吸又會中止。這種中斷睡眠的情況反覆發生，使得患者無法獲得充分睡眠。白天會累積強烈睡意，降低工作能力或注意力，日常生活甚至會出現障礙。

在 DSM-5 中，睡眠呼吸中止症被歸類於呼吸相關睡眠疾患中，更可細分為「中樞性」、「阻塞性」及「肺泡通氣低下症」三類型。「中樞性睡眠呼吸中止症」是因腦幹中的中樞神經所發出的指令出現暫時性中斷，使得呼吸活動停止。目前仍未掌握詳細的發生機制。

最近蔚為話題的「阻塞性睡眠呼吸中止呼吸不足症候群（obstructive SAS；OSAS）」是因睡眠時咽喉周圍的上呼吸道變窄，使得空氣不易進入肺部，進而形成血液中氧氣不足的低血氧症，甚至對心臟或循環系統造成負面影響。同時有發生高血壓、心臟衰竭、心肌梗塞、狹心症等風險。腦中氧氣不足也有可能使人格出現變化或呈現憂鬱狀態（表 5.2）。

表 5.2　OSAS 症狀及徵候

症狀	出現於身體上的徵候
打鼾	斷眠（睡眠剝奪，以腦波診斷）
白天打瞌睡	肥胖
智力降低	心律不整
性格變化	肺性高血壓
起床時頭痛	紅血球過多症
幻覺、自閉症	高血壓
運動時呼吸困難	水腫
失眠	
陽痿	

〔高橋清久編著「睡眠學」、Jiho、2003〕

許多患者是因為家人覺得打鼾聲太大,進而接受勸說就醫,或是因白天打瞌睡前往精神科就診,才發現原來自己患有 SAS。

●診斷

診斷 SAS 時,需要進行多重睡眠檢查(polysomnography;PSG)。多重睡眠檢查是以同時記錄腦波、眼球運動、口鼻腔空氣流動、呼吸運動(胸部及腹部)、動脈血氧飽和濃度、心電圖、肌電圖的方式,調查睡眠狀態。但在這之前,患者需先在家中利用名為血氧濃度偵測儀(Pulse Oximeter)的設備,測量動脈中血氧飽和濃度,進行監控檢查,確認睡眠中有無出呼吸中止情況。

OSAS 的罹病率被認為大約落在 2 ～ 4%,但仍未掌握準確的數字。OSAS 好發於年齡落在 30 ～ 50 歲的壯年族群,以性別來看的話,男性較多,人數約為女性 2 倍。有人推測,日本人可能因顏面骨骼構造與歐美人士相異,較易罹患 OSAS。在歐美各國中,OSAS 多半出現於肥胖者身上,但在日本,即便非肥胖者也會罹病,甚至可在孩童身上看到,其主因在於扁桃腺肥大或增生造成呼吸道變窄。此外,隨著年齡增長,上呼吸道擴張肌緊繃度降低也是容易出現 OSAS 的主要因素之一。

安眠藥會放鬆緊繃的肌肉,將可能加重 OSAS 情況。由於 OSAS 患者較淺眠,會想要服用安眠藥讓自己能夠沉睡,因此需特別注意。

●治療方法

治療方法中,有利用鼻罩將空氣送入呼吸道,使上呼吸道內壓維持正壓力的持續性陽壓呼吸法(continuous positive airway pressure;CPAP)。雖然此方法有裝置價格昂貴、從開始使用到習慣需要相當時間等缺點,但效果頗為顯著。此外,睡眠時穿戴某種口腔咬合器,讓下顎往前移動,保持通氣道暢通的方式對半數的患者同樣具成效。依情況嚴重度,甚至可選擇進行手術治療。肥胖者較容易罹患 OSAS,因此避免過胖也相當重要。仰睡時,容易讓上呼吸道阻塞,建議可以透過側睡改善。

(3) 日夜節律睡 – 醒障礙症～日夜顛倒

●一天 24 小時的週期出現位移

　　一天當中睡眠與清醒狀態節律錯亂的疾病，稱為日夜節律睡 – 醒障礙症（circadian rhythm sleep-wake disorder, CRSWD），其中包含多種類型。睡眠品質雖然沒有異常，但夜晚入睡及清晨醒來的時間點與一般社會大眾無法搭配，進而對日常生活造成影響。

　　人類原本一天的睡眠、清醒節律約為 25 小時。若過著與社會大眾相同的生活時，便會藉由在夜晚固定時刻入睡、早晨固定時刻起床的方式，將一天的節律修正為 24 小時。然而，若人們不規定入睡時刻，而是當想睡時才入睡，那麼每天的睡眠開始時刻大約會延遲 30 分鐘，隨之醒來的時刻也會變晚。為了要修正這樣的情況，讓日夜節律較接近一般社會大眾，便會透過早上設定鬧鐘起床、散步曬曬日光浴的方式，再次將節律固定為 24 小時循環（圖 5.7）。另還存在延後型（稍後講述）、提前型、不規則睡 – 醒型、非 24 小時睡 – 醒型及輪班型等，其他類型的日夜節律睡 – 醒障礙症。

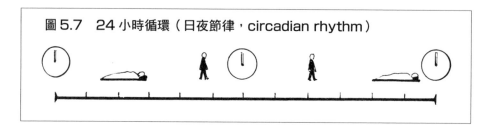

圖 5.7　24 小時循環（日夜節律，circadian rhythm）

●睡眠延後型

　　睡眠延後型症候群係指患者因熬夜等原因使得長時間處於日夜顛倒狀態。在半夜 3、4 點入睡，睡到過中午才起床，對課業或工作造成影響。勉強自己早起的話，會出現強烈睡意、全身疲勞、食慾不振、自律神經失調等不適。由於罹病原因是生活習慣不佳，因此往往會被認為透過自我意識（毅力）便可治癒。但隨著身體上的體溫節律、荷爾蒙分泌節律等出現變化，大多數案例仍需要藉由醫學力量來治療。

　　治療會利用高照度光療法（p.50）、時間治療、藥物治療等相互搭配進行，症狀輕微的患者甚至可透過住院等改變環境的方式，讓節律恢

復正常。

(4) 猝睡症～突然倒頭就睡，真令人心煩
●四種症狀

有一種疾病，患者在活動時看起來相當有精神，但卻會突然倒頭就睡，稱為猝睡症。此病不像是因為閱讀艱深書籍時，瞌睡蟲找上門，而是在會議進行重要簡報、或是用餐途中等不會想睡覺的場合突然被睡意侵襲，這樣的症狀被稱為「白天過度嗜睡」。除了此項目外，猝睡症四大主要症狀還包含「猝倒（cataplexy）」、「入睡前幻覺」及「睡眠麻痺」。猝倒是當患者伴隨突然而來的驚嚇、大笑、喜悅後，喪失肌肉張力。入睡前幻覺是入睡前出現幻覺，特別是猶如現實世界的幻覺。睡眠麻痺則是睡眠過程中全身出現無力狀態，也就是俗稱的鬼壓床。

除白天過度嗜睡，其他三項症狀皆與快速動眼睡眠相關。猝睡症好發於 10 多歲的年輕族群身上。根據調查，國外的罹病率為 0.02 ～ 0.04%、日本則為 0.16 ～ 0.59%，雖屬相當罕見的疾病，但特異症狀讓猝睡症的知名度極高。

●下視丘分泌素 -1 之濃度成為診斷基準

下視丘會製造一種名為下視丘分泌素（Orexin）*的神經傳導物質。在研究各種疾病時，調查腦脊髓液中的濃度後發現，僅有猝睡症患者的下視丘分泌素數值相當低，約 9 成以上患者的下視丘分泌素 -1 濃度低於 110pg/mL，DSM-5 中便將此依據列入診斷基準。在面對精神疾病時，鮮少發現有能夠拿來做為診斷判斷的生物學依據項目，因此將腦脊髓液中的下視丘分泌素 -1 濃度列入診斷依據相當具意義，讓筆者特別在此講述。也因猝睡症擁有腦脊髓液中的下視丘分泌素 -1 濃度這項判斷依據，在 DSM-5 中才得以與其他嗜睡症相區隔，獨立為單一障礙症項目。

＊下視丘分泌素有 2 種，以 Orexin-A, Orexin-B 或 hypocretin-1, hypocretin-2 稱呼。

另一方面，99% 的典型猝睡症患者中，皆可在被稱為白血球血型中的人類白血球抗原（HLA）上找到 HLA-DQB1 ＊06:02 基因，這在診斷時屬相當重要的生物學標記。但依不同人種會有些許差異，12 ～ 38%

的一般人也擁有此基因，因此出現 HLA-DQB1 *06:02 標記者，並不代表一定患有猝睡症。

●藥物治療

針對白天過度嗜睡及快速動眼睡眠相關症狀會分別給予精神刺激藥物及抗憂鬱藥物做為藥物治療。會使用抗憂鬱藥物，是因為其中具有能夠抑制快速動眼睡眠的作用。

> **Dr.Navi 醫師小補充**　　所謂的時差（Jet Lag）
> 當身體原本的睡醒節律與旅行目的地的社會生活節律相異時，當事人會出現睡意、注意力降低、食慾降低、倦怠等情況。約 1 週的時間便可習慣新的節律（DSM-5 將時差類型從疾患名單中刪除）。警察、醫護人員等勤務輪替工作者的睡眠也存在相同問題。

5.4　了解安眠藥 ～藉由化學力量入睡

（1）服用安眠藥真的沒關係嗎？

相信許多人都會認為，與其長期深受失眠所苦，不如服用安眠藥或睡眠導入劑等藥劑吧。覺得透過這些藥物的力量，至少能夠睡眠的話，問題也就解決一半。

過去主要的安眠藥為巴比妥酸鹽類藥物（Barbiturate），具有能讓腦部麻痺的強力作用，因此屬相當危險的藥物（大量服用時，將會讓人進入昏睡狀態，令呼吸麻痺甚至導致死亡，常被自殺者拿來服用）。

此外，由於容易產生抗藥性，為持續藥效，需不斷增加劑量，使得患者對藥物上癮。

但目前被做為睡眠導入劑廣泛使用的苯二氮平類藥物是藉由阻斷來自外部的多餘刺激，讓人容易產生睡意，對腦幹等生命中樞系統不會起作用，也就不會有致死可能，對藥物的依存性也相對輕微。因此，若讀者深受失眠所苦，由醫師診斷開立符合症狀的安眠藥，於短期間內服藥，也是解決失眠問題之道。

(2) 藉由安眠藥入睡及自然入睡

若要說實際上服用安眠藥的睡眠與自然入睡情境是否一樣的話，很可惜地，兩者間是有差異的，前者還是會有獨特的倦怠感。此時，就有人提議說可以服用稍早介紹過的睡眠物質（p.144）來解決失眠問題，認為若將能誘發人類睡意的睡眠物質製成藥物的話，那麼便可製造與自然睡眠完全相同的發生條件。

理論上來說的確如此，但目前仍未出現能有效運送睡眠物質進入腦內的方法。其實在其他與腦相關的藥劑也遇到相同問題，其中尤以睡眠物質的組合技術更具難度。再者，前述也有提到，睡眠物質種類繁多，要將哪些物質以怎樣的方式組合送入腦內更是毫無頭緒，看來我們要透過藥物重現「自然睡眠」仍需努力的時間。

在荷爾蒙的種類中，褪黑激素雖不屬於睡眠物質，但卻能促進睡眠、調節睡眠節律。能對褪黑激素受體產生作用的柔速瑞（Ramelteon）便於 2010 年做為治療失眠用藥上市（p.133）。

另外，腦內的下視丘分泌素（Orexin）具有可以保持清醒的機能。Suvorexant 能阻斷下視丘分泌素受體，抑制清醒，使人進入睡眠狀態。於 2014 年做為擁有新作用機制的安眠藥上市（下視丘分泌素，參照p.151）。

　　　　　　　探索動物的睡眠

　　人類往往被説每天需要 7～8 小時的睡眠，那麼其他動物的睡眠時間又是怎樣呢？下面針對與人類同為哺乳類的動物進行比較。

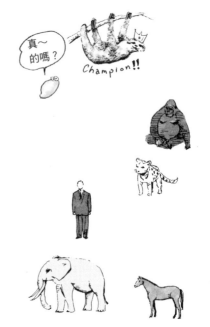

20 小時　樹懶
19 小時　大褐蝙蝠
16 小時　北極地松鼠
14 小時　貓
13 小時　家鼷鼠
12 小時　大猩猩、浣熊、北極狐
11 小時
10 小時　美洲豹、歐洲刺蝟
 9 小時　黑猩猩、狒狒
 8 小時　人類、兔子、豚鼠、豬
 7 小時
 6 小時　灰海豹
 5 小時　蹄兔
 4 小時
 3 小時　牛、山羊、驢子、綿羊、大象
 2 小時　馬
〔資料來源：「腦與心」6、NHK 出版、1994〕

　　看完之後感想如何呢？

　　相信許多人一定大感意外吧！在哺乳類動物中，睡眠時間比人類還要長的動物相當多。但依常理推斷，怎樣都不會覺得，樹懶在清醒 4 小時這期間的運動及精神活動量，需要透過 20 小時的休息來補充，反倒會懷疑在草原上奔馳的馬只休息 2 小時是否足夠？

　　樹懶在眾多哺乳類動物中，運動細胞既不是最好，大腦發展也並非頂尖，為何睡眠時間卻最長呢？

Dr.Navi：「如果是運動神經靈活，例如美洲豹，或是具備高度精神功能的人類拔得頭籌，還比較有説服力呢。」

腦太郎　：「偏偏卻是樹懶的睡眠時間最長，感覺不太能接受啊！」

●**以動物的角度來看**

　　對於各種生物而言，最優先的目標便是提高**生存**機率。面對這樣的需求，睡眠時間的長短便顯得次要。

　　對樹懶而言，比起以遜色的運動能力從事活動，降低整體活動力，在安全的樹上補充睡眠，或許更能提高生存機率。因此，與其說樹懶是為消除疲勞而休息，倒不如說是為了隱藏自己而睡眠。

　　此外，若馬像樹懶，在草原睡上 20 個小時的話，肯定會被其他捕食者襲擊，因此馬若處於須緊盯周遭變化的環境時，會將所需的睡眠時間縮至最短。再者，對於馬等草食動物而言，熱量全來自低卡路里的草類，所以必須不斷進食，因此要擁有長時間睡眠也是相當困難。

　　過去未曾聽聞馬連續多日僅睡 2 小時，最後過勞致死的情況，因此休息的重點在於從疲勞狀態中恢復。從此觀點來看，便有人認為動物原本用來維持生理機能所需的睡眠時間應比目前的一般認知還要來的少。

●**發生於人類身上　短眠者的存在**

　　從前一頁的圖中，可以看到人類所需的睡眠標準時間設定為 8 小時，但其中仍有睡眠時間比標準短，卻也健康生活的人，這群人被稱為短眠者。在歷史名人當中，據說拿破崙或邱吉爾皆為短眠之人。更有報告指出，某位婦女每日僅需 1 小時的睡眠時間。（融 道男、渥美義賢編著、《睡眠及相關障礙症》p11、Medical Culture、1994）

　　正如我們常說的，每個人的睡眠也是充滿個性，只要本人未感不適，那便是最佳模式。

檢查腦部狀態的方法

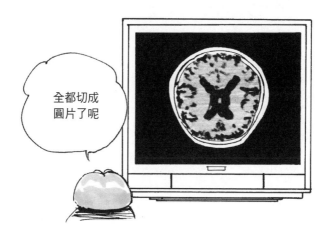

全都切成
圓片了呢

EEG、CT、MRI 及 PET 等皆是用來調查大腦內部狀
態的方法。只要透過這些最新技術，便能從外部觀察腦
內的整體影像或實際運作。在此介紹數種能探索腦部的
工具。

腦太郎　：「一直玩電玩遊戲的話，聽說腦部前額葉會變得無法運作，要特別小心。」

Dr.Navi：「這就是所謂的『電玩腦』，據說玩電玩遊戲時，大腦中名為前額葉的部分在活動上會變遲緩。另外，透過電腦鍵盤撰寫郵件與實際動手於紙上書寫信件有所差異，看起來相當類似的作業，實際上腦內運作的部分卻完全不同。」

腦太郎　：「原來如此，不過是怎麼知道其中差異的呢？畢竟我們無法窺探大腦內部不是嗎？」

Dr.Navi：「你是否曾在電視上看到許多以影像呈現的大腦畫面呢？透過多種儀器，可頗為詳細地調查腦部的狀態及運作。」

腦太郎　：「被你這麼一說，我好像曾在健康節目中看大腦的介紹影像。以橫切方式觀察腦部，其中某些部分還會發光呢。每種儀器似乎都有些許差異，看來必須了解一下不同設備的運作原理了。」

Dr.Navi：「在探索大腦的工具中，『CT』及『MRI』能夠調查大腦的形態，而『腦波儀』及『PET』等儀器則可以了解大腦的運作（表6.1）。」

表 6.1　探索腦部的工具

調查形態的儀器	調查運作及活動的儀器
電子顯微鏡 CT（斷層掃描） MRI	腦波儀 PET SPECT fMRI NIRS（近紅外線光譜儀）

Dr.Navi：「光看儀器名稱也不太能了解是什麼吧！就讓我們透過 DVD 來了解一下探索大腦的工具。」

6.1　掌握大腦形態的工具

(1) 解剖學家的研究～電子顯微鏡問世

　　20 世紀初，解剖學家進行大腦研究時，所使用的是光學顯微鏡。該顯微鏡雖能夠觀察到大腦內部神經細胞的形狀，但卻未能發現突觸間隙[*1]。突觸間隙比光線波長還短，僅有 20 ～ 30 奈米，因此無法以光學顯微鏡進行觀察。

　　西班牙解剖學家卡厚爾[*2]雖主張突觸間隙的存在，但由於當時透過光學顯微鏡無法確認，因此有無突觸間隙之說便引起了激烈論戰。隨著 1950 年代電子顯微鏡問世後，終於證實了此細小間隙的存在，以及卡厚爾的論述無誤（圖 6.1）。

　　就這樣，我們逐漸能夠掌握神經細胞間的連結機制。

　　＊1　突觸間隙：神經細胞連結處的間隙（p.18）。

　　＊2　卡厚爾：Santiago Ramón y Cajal，1852 ～ 1934 年，於 1906 年
　　　　獲得諾貝爾生理學醫學獎。

圖 6.1　大腦內的神經細胞（光學顯微鏡及電子顯微鏡）

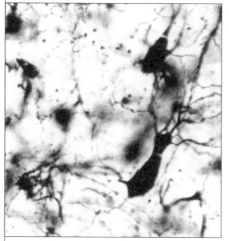

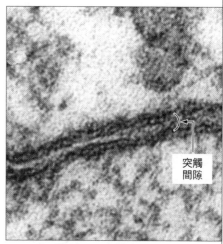

突觸間隙

〔A. 光學顯微鏡（100 倍）〕　　〔B. 電子顯微鏡（1 萬 5000 倍）〕
〔金澤大學研究所腦情報病態學 小林克治醫師提供〕

(2) CT（電腦斷層攝影，computed tomography）

在 1970 年 CT 設備問世後，觀察活著狀態的大腦願望終於得以實現。CT 是讓 X 光*圍繞著身體進行照射，將通過特定部位的 X 光量進行電腦處理，算出各部位的 X 光吸收率，再透過 2D 及 3D 技術，描繪出影像。透過對頭部進行 CT，可掌握急性腦出血、腦腫瘤、腦萎縮或腦室擴大等情況。

　　　　＊利用 X 光進行最簡易的攝影起源自 1895 年。

(3) MRI（核磁共振造影，magnetic resonance imaging）

進入 1980 年代後，測量受到磁場影響的氫原子變化，並將其影像化的 MRI 隨之登場。由於人體是由氫、碳及氧所形成，MRI 便是利用這些元素的相互反應形成影像。不僅解析度優於斷層掃描，更不受骨骼阻撓影響，能夠深入掌握被頭骨包覆的腦部狀態。MRI 不使用 X 光，因此安全性相當高，更擁有可重覆檢查的優點（圖 6.2）。

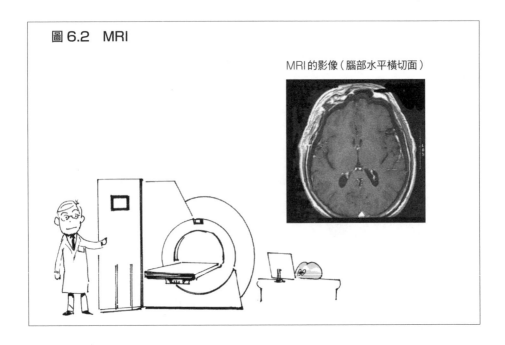

圖 6.2　MRI

MRI的影像（腦部水平橫切面）

6.2　調查腦部運作及活動的工具

（1）腦波圖（electroencephalography）

想必各位讀者一定有看過檢查腦波時的景象吧。

被檢驗者的頭部會延伸出許多線路，以及會搖擺晃動的細針，細針能在紙上描繪出波狀圖形。這究竟是在記錄些什麼呢？既然儀器被稱為腦波儀的話，這應該就是腦波了吧？但到底何謂腦波呢？

大腦中存在 500～1000 億以上個神經細胞，會釋放出動作電位（神經細胞所送出的電刺激訊號，參照 p.17），被稱為腦波（electroencephalogram；EEG）。我們雖然無法透過頭皮讀取每一神經細胞的電位情況，但卻能集合並記錄細胞的整體電位變化，用來記錄此電位變化的即是腦波儀。

腦波除了被高度運用在進行癲癇的診斷上，也常被用來進行睡眠腦波的研究。同時記錄下顎處──下顎肌的肌電圖或眼球運動及腦波波形，來區分快速動眼睡眠及非快速動眼睡眠。

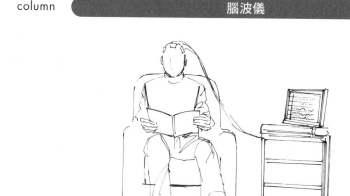

column　　　腦波儀

腦波儀是由德國的漢斯・柏格（Hans Berger）所發明。據說發明初期由於設備接觸精度較差，柏格的兒子還被拿來當成對象，在實驗期間剃光頭髮供父親做實驗。

(2) PET（正子放射造影，positron emission tomography）

Dr.Navi：「目前最先進的造影儀器為正子放射造影，也就是方才在講述電
　　　　　玩腦時提到的 PET。PET 是 positron emission tomography
　　　　　的縮寫，是利用正電子偵測腦內狀態的儀器。日文則為陽電子放
　　　　　射斷層攝影法。」

腦太郎　：「略稱為 PET 也太簡單了吧！感覺名稱好虛啊，PET 還會讓我
　　　　　聯想到『今天的狗狗是……』*之類的。」

Dr.Navi：「看來你很早起床嘛！不錯不錯。」

　　*日本某電視台晨間資訊節目中的單元。

● PET 的原理

　　PET 是透過將顯影用的藥劑輸入被檢驗者體內，並於體外透過檢測
儀器掌握這些藥劑分布於體內何處。送入體內的藥劑是由會釋放出正電
子（positron）的放射性同位素所組合而成，具放射性，但半衰期*相
當短暫，僅 2 分鐘～ 2 小時，因此不會對健康造成問題。此放射性同
位素會釋放出正電子，在與電子結合出現互毀效應後，於 2 個方向射出
伽馬射線。將這些射線利用形狀為圓形的受器增幅，檢出並影像化（圖
6.3）。

　　一般也會用在確認惡性腫瘤的嚴重程度及有無轉移等。用來進行腦
部檢測時，則可透過影像觀察大腦活動的樣子。

　　*半衰期：放射性元素的原子核衰變減半所需的時間。一般而言時間相當
　　　長，如鈾 238 需要 45 億年；鈽 239 則需要 2 萬 4 千年。

腦太郎　：「這……這也太難了吧～」

Dr.Navi：「所以你只要記住，PET 是透過將不斷釋放出訊號的物質送入體
　　　　　內，從外頭掌握狀況即可。重要的是能夠利用 PET 做什麼。」

●透過 PET 所掌握到的腦部運作

　　PET 對於確認大腦損傷部位的糖類代謝*、血流量降低，或診斷癲
癇皆相當有幫助。此外，在精神醫學範疇中，也可透過投用含有放射性

同位素,同為神經傳導物質的多巴胺前驅物(快要成為多巴胺的物質), 調查大腦內多巴胺的運作及受體活性。

如此一來,只要使用僅能與特定受體結合的藥劑做為顯影,那麼便 可掌握該受體的狀態。

＊代謝:體內因化學反應出現之新舊更替現象。

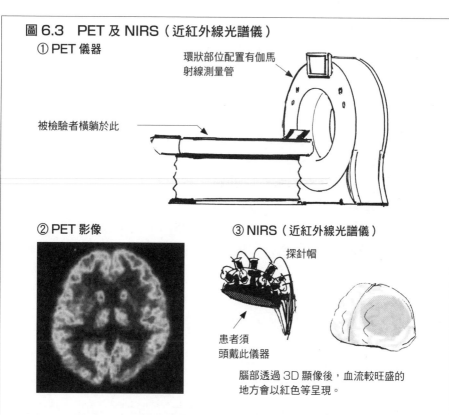

圖 6.3　PET 及 NIRS(近紅外線光譜儀)

① PET 儀器

環狀部位配置有伽馬 射線測量管

被檢驗者橫躺於此

② PET 影像

③ NIRS(近紅外線光譜儀)

探針帽

患者須 頭戴此儀器

腦部透過 3D 顯像後,血流較旺盛的 地方會以紅色等呈現。

腦太郎　:「影像中的紅色是大腦的溫度變化?是因為變熱的關係嗎?」
Dr.Navi:「腦部溫度不會出現急速變化,PET 不是溫度記錄器,因此並非受到溫度影響, 紅色部分是大腦活動旺盛的位置。電視上可看到的影像雖然都有顏色,但那是為 了讓觀眾易於理解,經電腦處理過的影像。另外,最近常可以在電視節目等場合, 看到能夠透過彩色呈現大腦運作,名為『NIRS(近紅外線光譜儀)』的儀器。 這是將探針帽戴於頭上,從數十個地方對頭皮照射近紅外線(一種電磁波),並 根據反射量測量大腦表層的血紅素量,掌握血流量。血流量較多的位置代表大腦 活動劇烈(大多數場合),便會以紅色呈現(參照 p.164)。NIRS 的形狀類 似腦波儀,穿戴的同時也可正常活動,但卻無法像 PET 一樣,觀察微小神經傳 導物質的運作。」

● PET 的問題點

PET 最大的問題在於成本過高。為避免做為顯影劑使用的放射性同位素對人體造成影響，因此需讓放射性儘早消失（即代表半衰期要夠短）。若要使用半衰期極短的放射性同位素，當然不可能在遠距離處製造放射性同位素後，再運送至 PET 儀器的所在位置。因此 PET 旁需要加裝迴旋加速器（cyclotron）*等製造放射性同位素的設備，使得費用總額相當驚人。此外，PET 還存在無法長時間觀測的難題。

> ＊迴旋加速器：能製造可釋放出正電子的放射性同位素，屬一種小型核子爐。（註：更準確來說是一種粒子加速器）

(3) SPECT（單光子發射電腦斷層掃描，single photon emission computed tomography）

將放射性同位素的顯影劑以靜脈注射等方式投入體內，讓藥劑隨著血流來到腦部。SPECT 便是將此藥劑釋出，被稱為單光子（single photon）的伽馬射線在腦中的分布斷層影像化，能夠通過血流量或代謝評估局部的大腦功能。在精神科臨床上，會用在診斷失智症、癲癇、腦血管障礙等疾病。

(4) fMRI（功能性核磁共振造影，functional magnetic resonance imaging）

隨著 MRI 儀器性能提升，數據得以在短時間內進行處理。這樣的技術突破讓我們能夠藉由連續測量局部的腦中血流變化，利用 MRI 推測腦的活動狀態（也就是所謂的腦部功能），此方法稱為 fMRI。透過 fMRI 不僅能掌握藥物或認知治療對腦部功能的影響，更讓業界開始預測治療效果的研究。

(5) NIRS（近紅外線光譜儀，near infrared reflectance spectroscopy）

將名為探針帽（probe cap）的裝置戴於頭上，以近紅外線照射頭部。此近紅外線會於大腦皮質出現反射，回到頭皮上。藉由測量此光量，可掌握腦部表層血紅素量的變化，也就是大腦中，腦血液量的變化。透

過腦中血流量變化，推測大腦運作狀態。目前更有相關研究在進行，希望能將該檢測法做為診斷憂鬱症使用。

腦太郎 ：「精神科主要都是透過不斷問診來下判斷，難道沒有更客觀的診斷方法嗎？例如以投藥進行判定，或是像 X 光照等等。」

Dr.Navi ：「關於這個部分，診斷其實是治療計畫的起點，以問診為進行主軸的方式或許會讓人感覺進度緩慢。但精神科也開始積極確立更客觀的診斷方法，因此目前一個利用名為 NIRS 裝置進行診斷的研究受到高度關注。」

腦太郎 ：「就是剛剛 DVD 中有提到的那個對吧？」

Dr.Navi ：「是的。NIRS 是讓近紅外線穿到頭皮及頭蓋骨進行照射，透過其反射掌握大腦中各部位的活動。

　　此時會請患者盡可能地說出以日文發音「あ」開始的單字（語言流暢度習題），並同時照射近紅外線，掌握額葉運動，藉此了解到各種疾病都會存在特有的反應模式。舉例來說，憂鬱症患者由於額葉運動不夠充足，因此面對習題的反應模式較小；雙相情緒障礙症患者的開始反應時間較慢；思覺失調症患者則是在習題結束後，會出現顯著反應等。

　　NIRS 於 2009 年被認定對鑑別診斷憂鬱症有相當助益，讓日本核准納入先進醫療項目，但由於不適用保險給付，因此仍只侷限於數間醫院進行研究。

　　若 NIRS 得以普及，或許透過觀察大腦活動模式，便能夠診斷疾病。」

腦太郎 ：「太厲害了，這的確是能夠客觀診斷的方法呢！」

column　　　　探索腦內儀器設備價格一覽表

電子顯微鏡 ------- 四千～七千萬日圓
腦波儀 ---------- 六百～八百萬日圓
MRI ----------- 二億日圓（左右）
PET ----------- 二十億日圓（左右）
NIRS ---------- 一千～四千萬日圓

（註）腦波不需在專屬的腦波室也可進行測量記錄，但其他儀器皆須放置於各自
　　　的專屬空間。

很貴對吧～

沒這回事，
我的開發費用
才驚人呢！

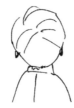

與精神醫療相關的人們

Dr.Navi：「各位辛苦了！以上就是 DVD 的介紹內容。對於精神醫學應該
　　　　　有更深入的了解了吧？」

腦太郎　：「沒錯。從腦的構造開始，已經大概掌握整體內容，謝謝
　　　　　Dr.Navi 的解說。」

Dr.Navi：「DVD 能派上用場，真是太好了。」

腦太郎　：「啊！不過我忘了一件重要的事。閱讀本書的讀者中，或許有很
　　　　　多人對於與精神醫學相關的工作深感興趣。可以請 Dr.Navi 說
　　　　　明，怎樣才能夠從事與精神科相關的工作，以及有哪些人投入於
　　　　　精神醫學產業嗎？」

Dr.Navi：「這樣啊……我正好有相關介紹的 DVD，不如我們就來快速觀賞
　　　　　一下吧！」

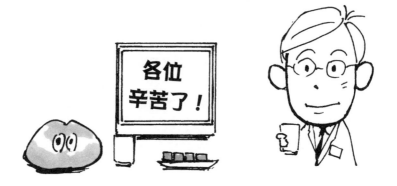

與精神醫療相關的人們（1）~醫師

（1）精神科醫師

　　精神科醫師屬於專科醫師，因此必須進入大學醫學系，並通過國家醫師考試。就讀醫學系的 6 年期間，需學習通識教育、基礎醫學，以及臨床醫學（實際進行診斷治療時所需知識）。即將於醫學系畢業的學生（第 6 學年即將畢業前夕）或已畢業者則需參加厚生勞働省所規範的國家考試。

腦太郎　：「這樣的話，什麼時候才能當上精神科醫師呢？」

Dr.Navi：「從醫學系畢業，並通過國家考試後，接著要在研修指定醫院以臨床醫師的身分，進行為期 2 年以內科或外科為主的研修生活，其後才會決定要進入哪一專門科別。因此進入醫學系就讀後，至少需要 8 年的時間才能當上正式醫師（圖）。」

圖　成為醫師之路

醫學系時代　〔學年〕　　　　〔主要學習內容〕

　　　　　　　醫學系第 1 學年　　通識教育
　　　　　　　醫學系第 2 學年　　通識教育
　　　　　　　醫學系第 3 學年　　基礎醫學（解剖或生理學）
　　　　　　　醫學系第 4 學年　　基礎醫學（解剖或生理學）
　　　　　　　醫學系第 5 學年　　臨床醫學
　　　　　　　醫學系第 6 學年　　臨床醫學（實習）

　　　　　　　　　　　　　　　　　　　　　　　　　　　　　（註）

　　（註）從第 3～4 及 5～6 學年起，會開始在不同科別學習臨床醫學。每間大學的課程規劃也會有所差異。

第 6 學年畢業時，參加國家考試

於研修指定醫院進行為期 2 年在各科別的實習生活

　　第 1 年　　內科、外科、急診
　　第 2 年　　小兒科、精神科、婦產科、區域醫療等

選擇專門科別　　決定自己的專門科別
　　　　　　　　　　正式展開醫師生涯

日本諺語有言：「桃栗三年」，想不到成為醫師竟要八年啊……

---

(2) 精神科、神經內科、心療內科間的差異

這三個科別其實相當容易混淆。

首先，「神經內科」與「心療內科」同樣稱為〇〇內科，因此基本上歸類於內科中，兩者皆屬近年才出現的科別，是日本自創的分類。

「神經內科」專治因神經系統異常所引起的疾病。舉例來說，包含因神經變異或發炎所導致的頭痛、手腳麻痺或腦血管障礙、肌肉萎縮等。與環繞著「心理」問題的精神科或心療內科可是天壤之別。

「心療內科」則主要針對與精神層面因素有深切相關的內科疾病，如心身症、氣喘、胃潰瘍、異位性皮膚炎等，在進行身體治療的同時，也針對精神方面給予治療，心療內科也會治療比較輕微的精神疾病。

「精神科」過去主要是治療思覺失調症、雙相情緒障礙症、癲癇等精神障礙症。但近來憂鬱症、焦慮症（恐慌症、社交焦慮症）、強迫症及所謂的認知類障礙症患者人數開始增加。精神科另也負責治療睡眠障礙及各種成癮障礙症（酒精或藥物等），大致歸類於精神科疾病的患者，甚至有雖不到罹病程度，但因心理上不適登門求診的人。

精神科醫師在治療心理疾病的精神藥物使用上富含經驗，對藥品知識也相當豐富。接觸過的疾病種類眾多，擁有充足的經驗。

另有餵食及飲食障礙症（暴食症、厭食症）等，橫跨精神科及心療內科兩科別的疾病。實際上還有心療內科的專科醫師學習精神科的治療知識，轉入精神科，或是相反的情況也曾發生。

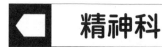

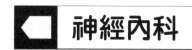

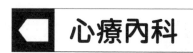

(3) 精神科相關知識

●綜合醫院的精神科

有具備住院設備或僅接受門診患者的醫院。適合憂鬱症、雙相情緒障礙症或焦慮症等患者往返醫院門診進行治療。

●精神科專門醫院（僅有精神科，或精神科為主要科別）

特別適合思覺失調症患者的治療。對於住院治療及後續復健規劃較為完善。

●診所

主要採取門診方式治療。部分診所雖備有少數床位及住院設備，但無法提供大量病患入住。主要針對憂鬱症或焦慮症等疾病給予治療。

---

column　　**精神科患者人數及醫療院所數量相關資訊**

●病床數（圖 1）

根據厚生勞働省的調查，2012 年（平成 24 年）3 月的精神科病床數約為 34.3 萬床，占整體病床數 158 萬床的 21.7%。與 10 年前相比，精神科病床的實際數量雖然下降，但從整體病床數的比例來看並未改變。

整體病床數　158 萬床
精神科病床數　34.3 萬床

精神科病床數
21.7%

精神科除外的病床數
78.3%

根據「厚生勞働省 醫療設施動態調查、2012 年 3 月」資料製圖

圖 1　日本國內精神科病床數

●精神科門診、住院患者人數（圖 2）

2008 年（平成 20 年），門診、住院患者總人數為 323 萬名，依照疾病類別區分的話，以情緒障礙症的 32% 居冠，其後為思覺失調症 25%、焦慮症 18%，阿茲海默症及血管性認知障礙症等加總後的認知障礙症則是 12%。與 10 年前相比，鬱症等情緒障礙症患者人數的增加特別引人注目。

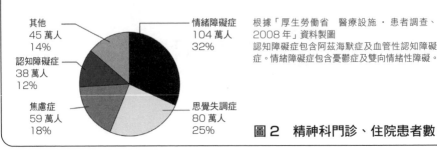

其他
45 萬人
14%

認知障礙症
38 萬人
12%

焦慮症
59 萬人
18%

情緒障礙症
104 萬人
32%

思覺失調症
80 萬人
25%

根據「厚生勞働省　醫療設施・患者調查、2008 年」資料製圖
認知障礙症包含阿茲海默症及血管性認知障礙症。情緒障礙症包含憂鬱症及雙向情緒性障礙。

圖 2　精神科門診、住院患者數

●憂鬱症、焦慮症罹病率（圖３）

　　根據川上憲人等人 2004 ～ 2006 年度的調查，一般民眾一生中罹患情緒障礙症的機率為 6.5%，罹患任一類型焦慮症的機率更高，為 9.2%。而 1 年（12 個月）內的罹病機率則分別為 2.3% 及 5.5%。

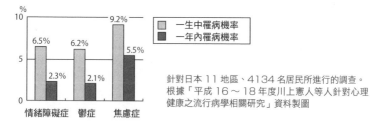

針對日本 11 地區、4134 名居民所進行的調查。
根據「平成 16 ～ 18 年度川上憲人等人針對心理健康之流行病學相關研究」資料製圖

圖３　情緒障礙症、焦慮症之罹病率

●精神科醫師人數（圖４）

　　2008 年日本精神神經學會的專科醫師人數為 11,169 名，其中接受調查的 10,919 名裡面，約有 47.9% 的人服務於精神科醫院，近達半數。大學附設醫院等綜合醫院的精神科為 22.1%，與精神科診所的 22.5% 比例相近。於診所任職的精神科醫師人數出現不斷增加的趨勢。

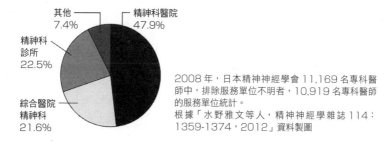

2008 年，日本精神神經學會 11,169 名專科醫師中，排除服務單位不明者，10,919 名專科醫師的服務單位統計。
根據「水野雅文等人，精神神經學雜誌 114：1359-1374，2012」資料製圖

圖４　日本精神神經學會專科醫師的服務單位統計

與精神醫療相關的人們（2）~醫療相關人員

精神科除了採行藥物治療外，還會給予心理治療、作業治療等。因此有許多醫療相關人員會以團體的方式提供疾病的治療。

(1) 臨床心理師
●職務內容
臨床心理師會根據心理學的知識及技法對患者或諮詢者給予治療，第3章中也有提到，臨床心理師會會同醫師或獨自進行心理治療（認知治療、行為治療，或諮商等），也會進行心理檢查。也有人會以心理治療師的身分獨立開業。

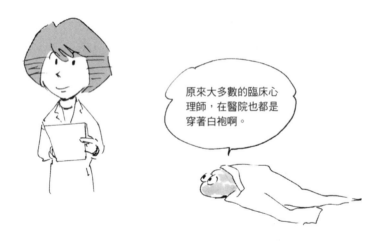

原來大多數的臨床心理師，在醫院也都是穿著白袍啊。

（註）在治療過程中，臨床心理師不可對病患進行投藥或注射行為，因此與醫師共同對患者進行治療的案例數不斷增加。

●如何成為臨床心理師？
日本臨床心理師資格認定協會有舉辦證照考試。欲參加此考試，需先完成協會認可的第一類指定研究所或專門研究所的學業，或是結束第二類研究所的學業後，累積一年以上的臨床心理經驗。其他擁有醫師證照者，或擁有等同日本國內指定研究所以上教育資歷的國外研究所學生在日本國內若擁有兩年以上的臨床心理經驗，也可參與考試。通過考試

後，便可取得臨床心理師證照。

腦太郎　：「也太困難了吧！心理之路也是必須從零開始啊……」

Dr.Navi：「臨床心理師有別於醫師，並不僅侷限於醫療範疇，可以和保健、
　　　　　教育、福祉、司法矯正、勞動、產業等息息相關。特別是校園諮
　　　　　商師在學校教育中更被定位成生活指導專家。」

(2) 作業治療師

　　作業治療是為了讓患者能夠適應社會生活，或是協助長期住院的患
者提高住院生活品質而進行。能與其他人順利交流也是實施作業治療的
目標之一。

　　作業治療的內容包含製作手工藝品、陶藝作品、輕鬆的務農作業或
照顧動物等。要讓作業治療展現成效，就必須充分掌握患者的個性、疾
病症狀或狀態。

　　作業治療師需在文部科學大臣指定的學校，或厚生勞動省大臣指定
的培訓設施內，學習 3 年以上的知識及技能，並通過國家考試後，才能
取得相關證照。

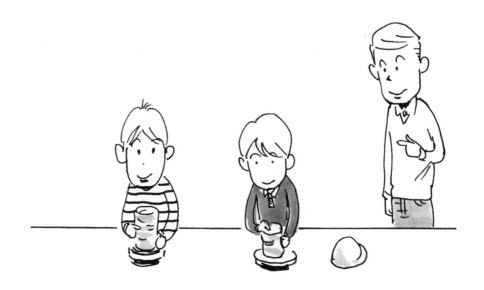

(3) 護理師

護理師在醫療短期大學、大學或護理專科學校畢業後，需參加國家考試。但在校期間並非僅接受成為精神科專科護理師的訓練，而是需要學習所有科別的知識。成為護理師後，需在不同的專業科別接受指導，累積經驗。透過在各科別的護理範疇累積實務及學習，並通過日本護理協會考試後，才被核准成為各科別的專科護理師。日本在 2012 年底的時間點分有癌症護理、老人護理等 11 個專業範疇，精神科專科護理師也是其中之一。

(4) 臨床藥劑師

臨床藥劑師負責的不單只是調配藥物，特別是在精神科的場合，還需對患者進行藥物成分、藥效、正確服用方法的說明，以及針對副作用預防等事項給予指導，因此臨床藥劑師的角色相當活躍。在精神科藥物治療中，除了有比一般藥劑師更具備專業度的精神科藥物治療認定藥劑師外，另外還有修得更專業領域知識的精神科專門藥劑師。

(5) 保健師

保健師主要負責各地區的精神衛生諮詢、訪問指導、精神保健啟發活動。另外還有保健師會在衛生所舉辦日間活動。

(6) 精神科社工（精神保健福祉人員）

在患有精神疾病的人當中，部分患者可能會出現未完全治癒，仍殘留症狀的情況。精神科社工便是負責提供這群對象相關福祉援助的專業人士。在精神科醫院或衛生所等處和患者進行對談諮詢，提供患者能在居住地過著正常生活的各種意見。

具體而言，精神科社工會提供患者在環境營造（協助辦理入住公營住宅或各項公家給付款請領手續等）及必要訓練（讓患者能夠規律生活或自我理財）上的協助。考慮到醫療的最終目標是讓患者能夠回歸社會，精神科社工便肩負著相當重要的角色。

1998 年起，要成為精神科社工需考取國家證照。於 4 年學制的大學中研修與精神障礙保健或福祉相關科目並畢業者，或是完成同等課程取得學分者方可參加精神科社工考試。

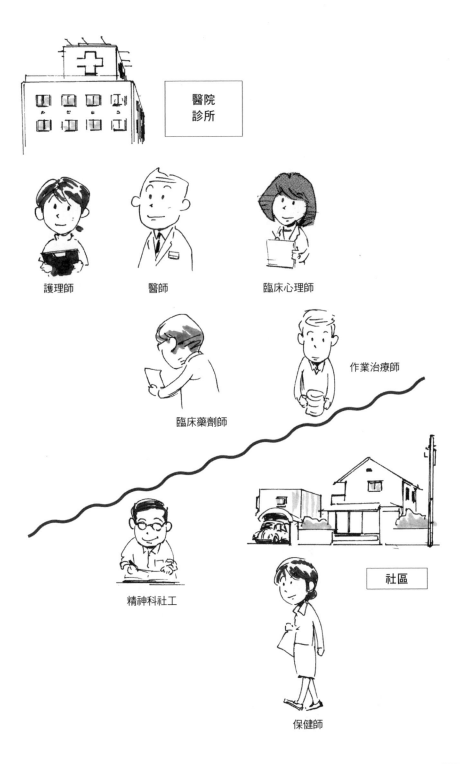

醫院
診所

護理師　　　　　醫師　　　　　臨床心理師

臨床藥劑師

作業治療師

精神科社工

社區

保健師

後記

近10年，精神科不再像過去讓人有深築高牆的印象。民眾開始能透過大眾媒體，輕易地掌握心理疾病相關資訊。認為自己的不適可能因精神因素造成，自行前往精神科就診的人數更是不斷增加。然而，社會大眾對精神科仍存在相當嚴重的偏見，只要一聽到精神科幾個字，便會立刻噤聲，開始在意起周遭氛圍，因此仍有非常多的人猶豫著是否要前往精神科就醫。

許多精神疾病若延誤治療，病情便會不斷惡化。若能儘早發現疾病，在病情尚未惡化前予以治療，當然就相對較容易治癒。對精神科抱持正確知識及理解，才能夠儘早就醫，儘早治療也將能提升恢復機率。

本書中僅針對較具代表性的疾病進行說明，或僅提出一項治療模式予以解說。出現在書中的患者並非某一特定對象。

本書的架構安排、插圖由志野靖史負責。內容編訂作業則由越野好文擔任。在此衷心感謝講談社 SCIENTIFIC 出版部的國友奈緒美給予諸多關照及建言。

希望藉由此書，讓更多人開始關注精神醫學與心理疾病。

2014年1月

越野好文
志野靖史

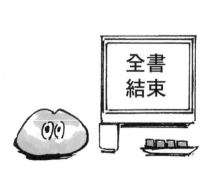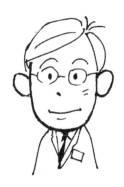

參考書目

本書參考了許多文獻及書籍，但為省去逐一備註出處的繁瑣作業，改於文末列出參考來源。

心理的醫學事典、野村總一郎・樋口輝彥監修、講談社、2003
標準精神醫學（第2版）、野村總一郎・樋口輝彥編著、醫學書院、2001
現代臨床精神醫學（第9版）、大熊輝雄、金原出版、2003
神經精神醫學（第2版）、秋元波留夫・山口成良編著、創造出版、1998
精神藥理學精要（第2版）、仙波純一譯、Medical Sciences International、2002
腦部探索、Susan Greenfield、荒井康充監修、無名舍、2001
心情開朗記事本、大野裕、創元社、2003
精神藥導引手冊（第2版）、融道男、醫學書院、2001
驚奇的腦用藥物、Peter D. Kramer、谷直樹監修、同朋舍、1997
對心理起作用的藥物、小林司、筑摩書房、1985
睡眠學、高橋清久編著代表、Jiho、2003
睡眠及相關障礙症、融道男・渥美義賢編著、Medical Culture、1994
人類為何需要睡眠、井上昌次郎、筑摩書房、1994
睡眠不足危險多、Stanley Coren、木村博江譯、文藝春秋社、1996
愛上解剖學、竹內修二、講談社、2003
為何會有心理疾病（朝日選書）、高田明和、朝日新聞社、2001
Atlas of Clinical Neurology (2nd ed.), G. David Perkin, Wolfe, 1993
遠離強迫症、Baer Lee、越野好文等譯、晶文社、2000
漫畫 心靈救援、越野好文・志野靖史、北大路書房、2004
減輕內向及焦慮的練習本、Ronald Rapee、越野好文・加賀良譯、草思社、2003
腦波練習、越野好文譯、Medical Sciences International、1998
心理科學（第86號）、日本評論社、1999
每日生活（2004年4月號）、每日新聞社、2004
DSM-Ⅳ-TR 精神疾病之分類與診斷指導手冊、高橋三郎等譯、醫學書院、2002
Diagnostic and Statistical Manual of Mental Disorders, Fifth Editon, American Psychiatric Association 2013
「憂鬱」的最基本介紹、越野好文・志野靖史、講談社、2005
「恐慌症」醫學・手冊、越野好文・志野靖史、講談社、2006
「心理」疾病 安心手冊、越野好文・志野靖史、講談社、2009
思考「心理弱點」、越野好文、志野靖史、大花向日葵、講談社、2005

索引

179

作者簡介

越野 好文

金澤大學榮譽教授、大連大學客座教授、Iris Medical Clinic 院長。醫學博士。
主要著作、譯作：《漫畫 心靈救援》（共同著作，北大路書房）、《減輕內向及焦慮的練習本》（共同譯作，草思社）、《遠離強迫症》（共同譯作，晶文社）、《「憂鬱」的最基本介紹》、《「心理」疾病 安心手冊》（以上為共同著作，講談社）。

志野 靖史

漫畫家、插畫家
主要著作：《內閣總理大臣織田信長》1～8冊（白泉社）電子書版本（http://www.ebookjapan.jp）、《本土決算》（祥傳社）、《1950年的世界一周》（Neko・Publishing）、《思考「心理弱點」》、《「心理」疾病 安心手冊》（以上為共同著作，講談社）、《圓胸章所講述的美國總統（集英社新書 Visual 版）》（集英社）。

協助　IZUMI 焦慮、壓力研究所 加賀良

國家圖書館出版品預行編目（CIP）資料

愛上精神醫學圖解版（修訂版）/越野好文、志野靖史
著／繪；蔡婷朱譯. -- 二版. -- 臺中市：晨星，2022.04
面；　公分.——（知的！；116）
譯自：好きになる精神医学 第 2 版
ISBN 978-626-320-050-0（平裝）

1.CST: 精神醫學

415.95　　　　　　　　　　　　　　110021386

知的！116	**愛上精神醫學圖解版**（修訂版）
	好きになる精神医学 第 2 版

作者	越野好文、志野靖史
譯者	蔡婷朱
編輯	許宸碩、吳雨書、簡于恒
校對	許宸碩、林果芙、王詠萱、張光耀、黃雅筠
封面設計	ivy_design
美術設計	張蘊方
創辦人	陳銘民
發行所	晨星出版有限公司
	407 台中市西屯區工業 30 路 1 號 1 樓
	TEL：（04）23595820　FAX：（04）23550581
	E-mail:service@morningstar.com.tw
	http://www.morningstar.com.tw
	行政院新聞局局版台業字第 2500 號
法律顧問	陳思成律師
初版	西元 2017 年 08 月 20 日
二版	西元 2022 年 04 月 01 日（二版 1 刷）
讀者服務專線	TEL：（02）23672044 /（04）23595819#212
讀者傳真專線	FAX：（02）23635741 /（04）23595493
讀者專用信箱	service@morningstar.com.tw
網路書店	http://www.morningstar.com.tw
郵政劃撥	15060393（知己圖書股份有限公司）
印刷	上好印刷股份有限公司

定價：350 元

（缺頁或破損的書，請寄回更換）

ISBN 978-626-320-050-0

《SUKININARU SEISHIN IGAKU DAI 2 HAN》
© YOSHIFUMI KOSHINO and YASUSHI SHINO 2014
All rights reserved.
Original Japanese edition published by KODANSHA LTD.
Traditional Chinese publishing rights arranged with KODANSHA LTD.
through Future View Technology Ltd.

填線上回函，並成為晨星網路書店會員，
即送「晨星網路書店 Ecoupon 優惠券」一張，
同時享有購書優惠。